UE 2 en pratique

Collection dirigée par Barbara Mallard

Maladies infectieuses. VIH

Maladies infectieuses. VIH

de boeck estem

Éditions DE BOECK – ESTEM
DE BOECK DIFFUSION
2 ter, rue des chantiers, 75005 Paris
Tél. : 01 72 36 41 60
Fax : 01 72 36 41 70
E-mail : info@estem.fr
www.estem.fr

Les éditions Estem remercient Mme Nicole Jeanguiot pour la conception des calculs de doses et Mme Marie-Madeleine Coilot pour sa relecture attentive.

Illustrations :
© Estem
© Anne-Christel Rolling : page 169

ISBN 978-2-84371-519-8

Présentation de la collection

Cette collection, pensée et conçue pour vous, étudiants en soins infirmiers, présente les **savoirs et savoir-faire** en lien avec l'unité d'enseignement 2 « Sciences biologiques et médicales » du programme des études.
Pour vous repérer facilement, nous avons choisi de décliner la collection selon les différentes disciplines explorées à l'hôpital (pneumologie, neurologie, orthopédie, etc.). Ainsi, ces ouvrages, complémentaires aux cours dispensés à l'IFSI, vous accompagneront dans votre **formation professionnelle** lors de vos stages et vous permettront également de réviser les connaissances requises pour la **validation de vos UE**.

Comprendre les situations cliniques

Tout d'abord, chaque ouvrage, après un rappel des notions de base en anatomie et physiologie (obligatoires au programme), développe les principales pathologies des processus physiopathologiques en jeu dans la discipline traitée.
À la lumière de notre expérience professionnelle et des objectifs de votre formation, il nous semble en effet indispensable que vous ayez un minimum de connaissances des pathologies afin d'**assurer une bonne prise en charge de vos patients**. Ces connaissances font partie intégrante de la qualité des soins. En tant qu'étudiant infirmier (et par la suite en tant que professionnel), vous êtes le garant de la sécurité de vos patients, vous devez être en mesure de reconnaître les différents symptômes observés lors des entretiens ou lors de l'accomplissement des soins, afin de **comprendre la situation clinique** et d'**alerter les médecins de l'évolution de l'état de vos patients**. C'est pour cette raison que sont présentées dans cette collection les pathologies incontournables de chaque discipline (y compris certaines non inscrites au programme des études) afin que vous soyez les plus fiables possibles.
Néanmoins, pour gagner du temps dans vos révisions en vue de la **validation de vos UE**, chaque pathologie obligatoire au programme est signalée par un logo « au programme ».
En outre, nous vous indiquons systématiquement de quel processus physiopathologique elle relève (obstructif, traumatique, inflammatoire et infectieux, dégénératif, tumoral ou psychopathologique).

Assimiler les pratiques infirmières

Ensuite, pour accompagner votre apprentissage pratique, et pour vous aider à assimiler les techniques de soins, chaque ouvrage présente des **fiches repères de soins**. Elles vous proposent une base incontournable à la réalisation des différents soins de chaque discipline, dans le respect des règles d'hygiène, d'asepsie et de sécurité requises.
Toutefois, parce qu'il n'existe pas une seule technique de soins et qu'au fur et à mesure vous trouverez votre propre gestuelle, chaque fiche est à considérer comme un « repère » ; elle ne doit pas vous enfermer dans une technique à laquelle vous ne pouvez déroger. Le plus important est que vous teniez compte du contexte de chaque situation clinique, que vous réfléchissiez à la manière dont vous réalisez le soin et pourquoi vous le faites d'une façon plutôt que d'une autre.

Enfin, pour vous perfectionner dans les soins propres aux différentes disciplines, chaque ouvrage vous propose **deux exercices de calculs de doses spécifiques** et leurs corrigés détaillés et commentés.

Barbara Mallard
Directrice de la collection

Barbara Mallard, après avoir exercé 12 ans en service d'urgences (dont 3 ans en alternance avec le SMUR) et 2 ans et demi en bloc opératoire, est aujourd'hui formatrice à l'IFSI de Meaux.

Je souhaite remercier Emmanuelle, Sandrine, Rémi et Marlène pour le temps qu'ils ont bien voulu consacrer aux différents ouvrages de cette collection.
Je remercie également Eric pour m'avoir encouragée dans ce projet.

Sommaire

Partie 1 : Notions essentielles

Partie 2 : Pathologies

Infections bactériennes

Infections virales

= obligatoire au programme des études

Partie 1

NOTIONS ESSENTIELLES

Généralités

1. Maladie infectieuse

C'est l'ensemble des répercussions qu'entraînent dans un organisme la pénétration et le développement d'un agent infectieux ou de l'action de ses produits.
On peut être infecté sans être malade : on dit alors que le porteur est **sain**.

2. Syndrome inflammatoire

L'inflammation est un processus qui a pour but d'éliminer l'agent pathogène et de réparer les lésions tissulaires.
Le syndrome inflammatoire est très complexe, il combine une réaction humorale et cellulaire ; ce sont des réactions de défense.
L'inflammation fait intervenir des cellules, des vaisseaux, des modifications de la matrice extracellulaire et de nombreux médiateurs chimiques qui peuvent être pro ou anti-infectieux et modifier ou entretenir la réponse inflammatoire.
Quel que soit son siège ou la nature de l'agent pathogène, le déroulement de la réaction inflammatoire présente des caractères morphologiques généraux et des mécanismes communs.
Néanmoins, les différentes étapes présentent des variations en fonction de la nature de l'agent pathogène, de l'organe où elle se déroule, du terrain physiologique de l'hôte. Tous ces éléments conditionnent l'intensité, la durée et l'aspect lésionnel de la réaction inflammatoire.

Tableau : Mécanismes de la réaction inflammatoire

Phase 1	Dilatation	C'est une vasodilatation à l'origine d'une infiltration séreuse des tissus : œdème.
Phase 2	Migration de cellules	Globules blancs et macrophages entrent en action : ils nettoient les tissus et peuvent phagocyter les agents infectieux ou corps étrangers.
Phase 3	Cicatrisation	

3. Signes cliniques de l'inflammation présentés par Celsius

Ruber : rougeur.
Tumer : tuméfaction.
Calor : chaleur.
Dolor : douleur.

4. Signes biologiques : marqueurs biologiques

Protéines de l'inflammation (CRP) : valeurs normales < à 10.
Vitesse de sédimentation (VS) : valeurs normales varient selon l'age et le sexe :
- avant 50 ans : 15 à 20 mmH ;
- après 50 ans : 20 à 30 mmH.

Physiologie immunitaire

1. Agents infectieux

1.1 Bactéries

• Caractères généraux et classification

Les bactéries sont des organismes unicellulaires procaryotes (dépourvus de noyau).
Leur taille oscille entre 0,3 et 2,5 µm.
Elles se multiplient par scissiparité (reproduction asexuée par division).
Elles ne possèdent qu'un seul chromosome circulaire.
Elles possèdent une paroi glucido-peptidique qui leur permet de se multiplier pour certains dans le milieu extérieur.
La coloration de leur paroi par la technique de Gram permet de différencier deux grands types de bactéries :

- celles dites à **Gram positif** (ex. : les staphylocoques) ;
- celles dites à **Gram négatif** (ex. : les colibacilles).

Leur morphologie diffère : sphérique pour les coques et allongée pour les bacilles.
Leur métabolisme respiratoire est soit aérobie, soit anaérobie, respectivement avec ou sans oxygène.

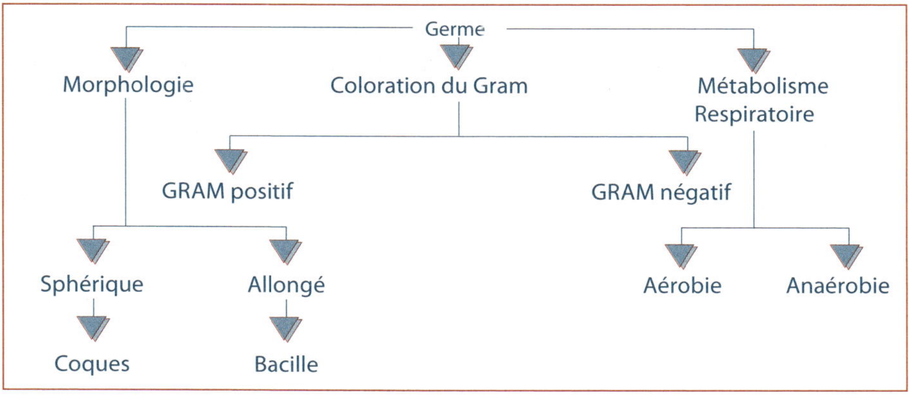

• Pouvoir pathogène et résistance

Chaque espèce bactérienne ne pourra infecter que certains organes ou tissus (infection intestinale à salmonelle, angine à streptocoque, méningite à méningocoque, infection cutanée à staphylocoque).
Ce pouvoir pathogène est principalement dû à leur multiplication et leur capacité de synthétiser des toxines à effet nocif.
Les patients fragilisés sur le plan immunitaire par une autre pathologie ou un traitement sont plus sujets aux infections bactériennes.
L'utilisation d'antibiotiques peut entraîner la sélection de bactéries mutantes, c'est **le phénomène de résistance**.

1.2 Virus

On met en évidence un virus en identifiant les anticorps produits lors de l'infection.

• Caractères principaux et classification

Les virus sont des agents infectieux de taille variant de 20 à quelques centaines de nanomètres (nm).
Ils sont constitués d'une nucléocapside associant acides nucléiques (soit ARN, soit ADN) et protéines.
Ils possèdent parfois une enveloppe lipidique.
Il y a un phénomène de réplication au sein de cellules dont ils détournent à leur profit les différents systèmes de synthèse : **ce sont des parasites absolus des cellules.**
Les virus sont classés principalement selon :
- le type d'acide nucléique qu'ils contiennent (ADN ou ARN) ;
- la structure de leur nucléocapside (cubique ou hélicoïdale) ;
- la présence ou l'absence d'une enveloppe entourant la nucléocapside (virus enveloppés ou nus, respectivement).

• Pouvoir pathogène

Chaque type de virus n'infecte qu'un nombre limité d'organes ou de tissus (par exemple, virus des hépatites touchant le foie ou virus de la grippe touchant l'arbre respiratoire).
Le pouvoir pathogène des virus provient de leur réplication dans les cellules infectées.
Le fonctionnement des cellules infectées est perturbé ou bien ces cellules sont détruites. Cet effet cytopathogène est à l'origine de la majorité des lésions et symptômes cliniques rencontrés dans les infections virales.

Tableau I : Principales caractéristiques des agents infectieux bactériens et viraux

Bactéries 	– Cellule sans noyau – Paroi glucido-peptidique – Taille de 0,3 à 2,5 µm – Visibles au microscope optique – Réplication autonome par scissiparité
Virus 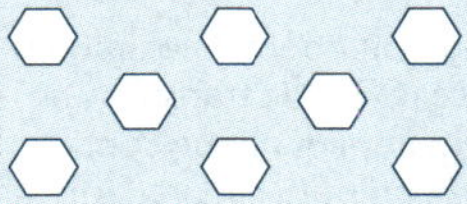	– Nucléocapside = acides nucléiques + protéines – Un seul chromosome par cellule – Nus ou enveloppés par une bicouche lipidique – Taille de 20 à plusieurs centaines de nm – Visible au microscope électronique – Parasites absolus des cellules

1.3 Prions

• Définition

Un prion est un type d'agent pathogène de nature protéique (constitué d'une protéine ayant adopté une conformation ou un repliement anormal) qui au contraire des agents infectieux conventionnels tels que les virus, les bactéries ou en encore les parasites, est exempt d'acide nucléique (ADN et ARN) comme support de l'information infectieuse.

On distingue les prions de mammifères qui infectent l'homme et différentes espèces animales, des prions retrouvés chez les champignons. Les prions de mammifères sont les agents causals responsables des encéphalopathies spongiformes transmissibles (EST) ou maladies à prion. Parmi les EST les plus connues, on peut citer chez l'homme, les différentes formes de la maladie de Creutzfeldt-Jakob.

• Transmission

Par l'ingestion de champignons ou de viande de mammifères contaminés.

Par inoculation de tissus contaminés : par exemples les extraits d'hypophyse auparavant employés dans le traitement par l'hormone de croissance, les greffes de cornée et de dure-mère, des électrodes contaminées.

Les normes imposent aujourd'hui de mettre en place un questionnaire s'il y a eu :

- des extractions dentaires ;
- des interventions sur le système nerveux central ;
- des consultations ORL ;
- des endoscopies ;
- des chirurgies digestives ;
- des interventions sur le tissu lymphoïde.

Tableau 2 : Questionnaire Creutzfeldt-Jakob (MCI) ou nouveau variant
Circulaire DGS/5C/DHOS/E2/2001/138 du 14 mars 2001 (www.sante.gouv.fr)

À remplir **obligatoirement** si vous envisagez un des gestes suivants (merci de cocher une case)

Sur le système nerveux

❏ Extraction dentaire

❏ Intervention sur le système nerveux central (SNC)

Sur le tissu lymphoïde

❏ Consultation ORL

❏ Endoscopie (digestive, bronchique)

❏ Chirurgie digestive

❏ Autre intervention sur le tissu lymphoïde

Avant de réaliser une intervention chirurgicale, une endoscopie, une consultation ORL, ophtalmologique ou une extraction dentaire, vous devez vous assurer que le patient n'est pas à risque de transmission encéphalopathie subaiguë spongiforme (MCJ ou nouveau variant). Les gestes impliquant un contact avec le système nerveux sont à risque de transmission du prion. Dans le cas du nouveau variant, il faut y ajouter le tissu lymphoïde.

À remplir par le médecin prescripteur

Prescripteur de l'examen

NOM --

Prénom--

Service--

naissance --

Téléphone--

Date .... / .... / ....

Patient (étiquette GILDA)

NOM –

Date de

Le patient a-t-il les caractéristiques suivantes ?	Non	Oui	Inconnu
1- Intervention neurochirurgicales (y compris sur le rachis) en France avant 1996 ou à l'étranger quelle que soit la date.	❏	❏	❏
2- Greffe d'organe ou de tissu (y compris cornée, dure-mère…) à l'étranger	❏	❏	❏
3- Traitement par hormone de croissance androactive avant 1988	❏	❏	❏
4- Cas de MCJ dans la famille biologique	❏	❏	❏
5- Un syndrome démentiel de cause indéterminée ou des troubles peu ou non améliorés par un traitement, rapidement inutile sans extraction, psychiatriques, apparus depuis moins d'un an, associés à au moins un des signes neurologiques suivants : ataxie cérébelleuse, secousses myocloniques, troubles sensitifs douloureux persistants.	❏	❏	❏

Si vous avez coché au moins une fois Oui ou Inconnu, une réflexion sur le rapport bénéfice/risque est indispensable avant d'envisager le geste car il y a un risque de transmission du prion.

À remplir par le médecin réalisant l'examen Date …. / …. / ….

NOM --

Service --

Téléphone --

Cochez la case correspondante

	Oui ou Inconnu aux questions 1, 2, 3 ou 4	Oui ou Inconnu à la question 5	Non à toutes les questions
• Endoscopie	❑ Double lavage manuel et acide peracétique ❑ Geste non réalisé	❑ Tant que persiste la suspicion de MCJ, le patient ne doit subir aucun geste sauf avec du matériel à usage unique. Dans le cas contraire le matériel devra être séquestré après double lavage manuel. Le diagnostic de MCJ doit être confirmé par un neurologue ou un gériatre.	❑ Procédure habituelle de stérilisation ou de désinfection (en attendant la mise en conformité des lave-endoscopes).
• Tonométrie	❑ Le geste ne doit pas être réalisé		
• Extraction dentaire • Intervention sur SNC	❑ Soude et autoclavage 134 °C-18 min		
• Consultation ORL • Chirurgie digestive • Autre intervention sur le tissu lymphoïde	❑ Autoclavage 134°C-18 min		

Exemplaire à conserver par le service effectuant le geste

2. Modes de transmission

2.1 Transmission directe

Par voie respiratoire :

- un sujet déjà infecté ou porteur d'un agent infectieux au niveau du tractus respiratoire (ex. : bacille de la tuberculose, virus grippal) peut transmettre cet agent sous forme aérosol à un sujet non infecté. Ce dernier inhale l'agent infectieux qui, s'il passe à travers les moyens de défense locaux (mucus, macrophages, anticorps), se fixe au niveau des muqueuses respiratoires et peut provoquer une infection ;
- en général les infections respiratoires restent localisées ;
- dans d'autres cas, l'agent pathogène dissémine à partir de foyers respiratoires peu symptomatiques et provoque une infection généralisée.

Par voie cutanée ou iatrogène :

- la transmission par voie cutanée concerne les agents qui infectent localement la peau comme les staphylocoques (agents des furoncles) ou les *Papillomavirus* (agents des verrues) ;

- c'est par l'intermédiaire de la peau que sont transmises de nombreuses infections nosocomiales, d'où l'importance du lavage des mains à l'hôpital ;
- plus fréquemment, les agents infectieux sont inoculés à travers la peau. La transmission est alors parentérale, soit de façon naturelle (piqûres d'insectes, morsures d'animaux, peau lésée et souillée), soit de façon artificielle (transfusion ou toxicomanie intraveineuse). Selon l'agent, l'infection touchera un organe particulier (endocardite à staphylocoque, hépatite B ou C) ou sera plus généralisée (infection à VIH, maladie de Lyme).

Autres voies :

- maladies sexuellement transmissibles (MST) ;
- transmission par voie transplacentaire ;
- voie oculaire.

2.2 Transmission indirecte

Par voie digestive :

- l'agent infectieux se multiplie au départ dans le tractus digestif de sujets porteurs ou infectés. Il est ensuite répandu dans le milieu extérieur par les fèces puis transmis par l'intermédiaire de mains souillées, l'ingestion de boissons ou d'aliments contaminés (transmission fécale-orale).
- l'agent infectieux, capable de résister à l'acidité gastrique et aux sels biliaires, atteint ensuite la muqueuse intestinale au niveau de laquelle il se multiplie. L'infection peut rester localisée ou disséminer dans l'organisme par voie hématogène.

Aliments souillès.

Piqûre d'insecte.

3. Moyens de défense de l'organisme

Tableau 3 : Principaux acteurs de l'immunité

	Humorale	Cellulaire
Immunité naturelle (non spécifique)	Lysozyme Complément Interférons	Phagocytes (macrophages et polynucléaires) Cellules NK
Immunité spécifique (à mémoire)	Anticorps (sécrétés par lymphocytes B)	Lymphocytes T (régulateurs ou cytotoxiques)

3.1 Immunité naturelle

Le corps recèle ses propres moyens de défense naturels.

Barrières anatomiques :
- peau non lésée ;
- écoulement de fluides biologiques ; il permet un drainage continu et ainsi l'élimination d'agents infectieux ;
- bactéries saprophytes.

Réaction inflammatoire :
- à l'échelon cellulaire : phagocytes ;
- au niveau des tissus : macrophages ;
- au niveau sanguin : globules blancs.

Infections virales : interférons qui stimulent des cellules dites NK (*Natural Killer*), capables de lyser les cellules infectées.

3.2 Immunité spécifique

Elle repose sur des cellules immunitaires particulières, retrouvées dans les tissus lymphoïdes et le sang, les lymphocytes B et les lymphocytes T :
- les **lymphocytes B :** ils sécrètent les anticorps et sont à l'origine de l'immunité spécifique humorale. Les anticorps (IgM puis IgG) s'associent spécifiquement aux antigènes d'un agent infectieux donné pour le neutraliser ou accélérer son élimination par phagocytose ou par synergie avec le complément ;
- les **lymphocytes T :** ils assurent l'immunité spécifique cellulaire :
  - les lymphocytes T « régulateurs » ;
  - les lymphocytes T « cytotoxiques ».

3.3 Mise en œuvre des défenses immunitaires

L'immunité naturelle entre d'abord en jeu.

L'immunité spécifique prend le relais si besoin, pour combattre l'infection déclarée et permettre aussi de mémoriser spécifiquement l'agent infectieux en cause pour éviter une réinfection par ce dernier (phénomène d'**immunisation**).

3.4. Immunité acquise

• Les vaccins

Ils permettent à l'organisme de fabriquer des anticorps spécifiques.

• Les sérums

Ils apportent des anticorps fabriqués contre une pathologie.

3.5 Immunité transmise

À la suite d'une première affection ou en cas d'immunité transmise de la mère à son enfant.

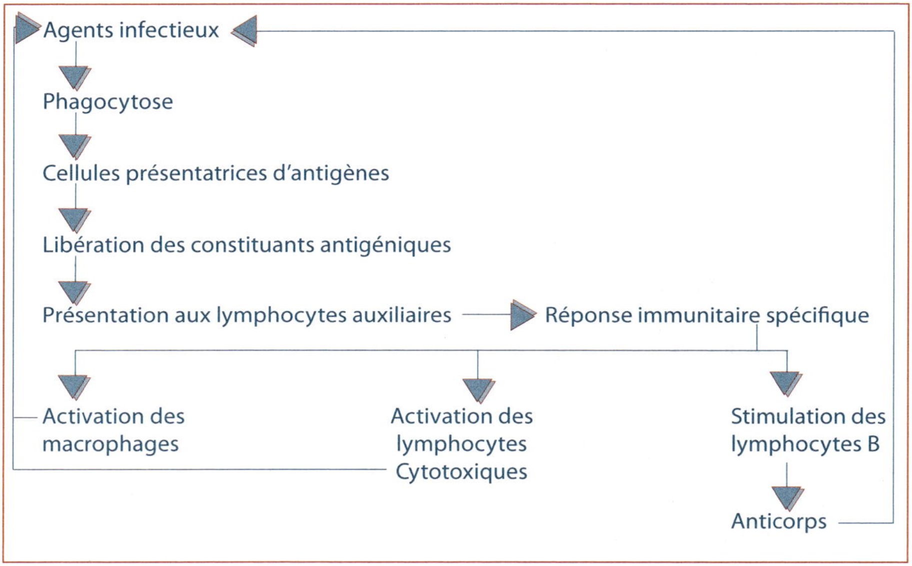

Déficits immunitaires

1. Physiopathologie

Atteinte temporaire ou prolongée du système immunitaire, exposant l'organisme à la survenue d'infections plus ou moins graves.

2. Déficits immunitaires congénitaux

2.1 Touchant l'immunité naturelle

• Anomalies des polynucléaires

· ***Granulomatose chronique***

C'est un des principaux exemples d'anomalie qualitative. C'est une **maladie génétique** à transmission récessive liée au sexe, touchant les garçons. Cette anomalie correspond à un déficit du métabolisme oxydatif des polynucléaires qui phagocytent les agents infectieux sans pouvoir les détruire. De ce fait, les personnes atteintes sont sujettes à des **infections bactériennes ou fongiques** (en particulier à staphylocoque et *Candida*) touchant principalement les ganglions, la peau, les poumons et le foie. Ces infections finissent par donner des granulomes disséminés dans tout l'organisme. Le traitement repose sur une **antibiothérapie**, mais le pronostic est peu souvent favorable.

· ***Autres***

Il existe d'autres anomalies qualitatives, touchant par exemple la capacité des polynucléaires d'atteindre les foyers infectieux : syndrome du leucocyte paresseux et syndrome de Buckley.
Par ailleurs, l'anomalie peu être quantitative, on parle alors d'**agranulocytose**.

• Déficits du complément

Ces déficits, qui touchent l'un des constituants du complément, sont associés en premier lieu à des **maladies auto-immunes**. Néanmoins, ils peuvent entraîner des infections gravissimes, en particulier pour certains déficits des méningites à méningocoque.

2.2 Touchant l'immunité spécifique

• Déficit de l'immunité cellulaire

L'exemple typique est le **syndrome de Di George**, qui associe malformations congénitales et absence de thymus. De ce fait, le patient ne possède plus de lymphocytes T et est exposé à de nombreuses infections, dues à des agents à multiplication intracellulaires comme les virus herpétiques.

• Déficit de l'immunité humorale

Ce sont les déficits congénitaux les plus fréquents. Deux exemples sont donnés :
- **l'agammaglobulinémie récessive liée au sexe** (maladie de Bruton). Elle correspond à une absence de lymphocytes B matures et d'anticorps sériques. Les infections bactériennes qui surviennent touchent principalement les sphères ORL, broncho-pulmonaire et digestive. Le traitement substitutif consiste en l'injection régulière d'anticorps polyvalents ;
- **le déficit en anticorps IgA** (sécrétés principalement au niveau des muqueuses) est le plus fréquent de tous (1/700). Il est associé à des infections ORL et bronchiques mais aussi à des allergies et maladies auto-immunes.

• Déficits combinés

Il existe enfin des déficits touchant à la fois l'immunité cellulaire et l'immunité humorale, appelés **déficits immunitaires combinés sévères (DICS)**. Les sujets atteints sont **dépourvus de lymphocytes T** et leur **réponse humorale est diminuée**. Sans précaution (confinement en chambre stérile) ces sujets sont infectés par des agents infectieux principalement opportunistes (agents non pathogènes chez les sujets immunocompétents, mais qui peuvent le devenir chez certains patients immunodéprimés).
Ces infections touchent les sphères ORL, broncho-pulmonaire et digestive avec cassure de la courbe staturo-pondérale.
Le traitement est en général une **greffe de moelle osseuse** permettant la guérison dans 75 % des cas.
La **thérapie génique** permet de traiter avec succès certains types de DICS.

3. Déficits immunitaires acquis

3.1 Insuffisance rénale chronique, diabète et cirrhose

Déficit immunitaire par altération du chimiotactisme ou de la phagocytose.

Exposent les sujets à des infections bactériennes parfois graves :
- péritonite chez l'insuffisant rénal ;
- pied diabétique à staphylocoque ;
- infection à bacille Gram négatif du liquide d'ascite chez le cirrhotique.

3.2 Cancers

Tumeurs solides d'organes cavitaires : survenue d'infections bactériennes (les infections pulmonaires des cancers bronchiques ou infections urinaires des cancers génitaux chez la femme).
Syndromes lymphoprolifératifs : baisse du taux d'anticorps et infection à pneumocoque.
Lymphomes hodgkiniens : déficit de l'immunité cellulaire pouvant entraîner des infections virales essentiellement du type zona.

3.3 Causes thérapeutiques

Chimiothérapies anticancéreuses : leucopénie, baisse des globules rouges et thrombopénie. Risque infectieux suspecté devant tout syndrome fébrile. Une antibiothérapie pourra être initiée.
Immunosuppresseurs utilisés lors de greffes : favorisent les infections virales et à bactéries intracellulaires. Une surveillance régulière clinique et biologique est assurée pour réagir le plus rapidement possible.

3.4 Splénectomie

Associée à un déficit d'opsonisation (processus favorisant la phagocytose grâce à certaines protéines sériques qui enrobent les micro-organismes), à des infections bactériennes ou parasitaires (en particulier à pneumocoque).
Prévention : vaccination contre le pneumocoque.
Fièvre brutale : prise en charge thérapeutique en urgence.

3.5 Infections virales

Provoquent des déficits immunitaires pour la plupart transitoires (exemple de la rougeole).
L'infection à VIH entraîne à terme une immunodépression profonde et prolongée qui s'accompagne notamment de nombreuses infections opportunistes qui définissent en partie le stade de SIDA (pneumocystose, toxoplasmose cérébrale, infections à mycobactéries atypiques). Les traitements antirétroviraux actuels ne permettent pas d'éradiquer le virus. Néanmoins, dans la majorité des cas, ils aboutissent à une restauration de l'immunité ou freinent efficacement l'immunodépression.
Voir « VIH » page 76.

Pharmacologie

1. Définitions

Médicaments anti-infectieux : substances qui limitent le développement des micro-organismes pathogènes pour l'homme ou les détruisent. Ils ont une activité relativement spécifique et lente, qui s'exerce à faible concentration, et sont peu toxiques aux doses thérapeutiques.
Spectre d'activité : liste d'espèces microbiennes sur laquelle chaque anti-infectieux est susceptible d'être actif.
Antibiogramme (bactéries) :
- évalue *in vitro* l'activité des antibiotiques sur une souche bactérienne présumée responsable d'une infection ;
- résultats : 48 heures après le prélèvement ;
- activité : sensibilité (S), résistance (R) ou activité intermédiaire (I).

S	La souche est sensible. La CMI est inférieure à la concentration de sang. L'antibiotique est utilisable, sans danger en thérapeutique.
I	La souche est de sensibilité intermédiaire. La CMI peut être atteinte, mais la dose d'antibiotique doit être plus forte.
R	La souche est résistante. La CMI est supérieure à la dose d'antibiotique utilisable en thérapeutique.

2. Aspects pharmacologiques

La plupart des agents anti-infectieux sont inscrits en liste I.

2.1 Voies d'administration

La voie intraveineuse (IV) est préférentiellement utilisée dans les infections graves (action rapide et concentrations sanguines élevées).

2.2 Absorption

Les médicaments administrés par voie orale doivent être absorbés dans le tube digestif pour traiter des infections extradigestives. Dans le cas contraire, on parle d'antibiotiques digestifs, dont l'intérêt est limité au traitement des diarrhées infectieuses et à la « décontamination digestive » utilisée à titre préventif dans certaines situations.

2.3 Diffusion

Certains sites d'infection sont difficiles à atteindre (méninges, os, végétations endocardiques). Ils nécessitent le recours à des anti-infectieux ayant une bonne diffusion dans ces sites ou à une augmentation de posologie.

3. Effets indésirables

3.1 Accidents toxiques

Ils sont **spécifiques à chaque anti-infectieux** ou famille d'anti-infectieux.
Les **organes les plus souvent atteints** sont : le tube digestif (intolérance digestive fréquente), le foie (hépatite possible avec de nombreux médicaments tels certains antituberculeux), les reins (insuffisance rénale avec les aminosides, l'amphotéricine B, etc.), le système hématopoïétique (risque d'anémie, de thrombopénie, de leucopénie, d'aplasie), le système neurosensoriel (surdité avec les aminosides, neuropathie périphérique avec certains antirétroviraux), une veine perfusée (veinite).

3.2 Hypersensibilité ou allergie

Ils représentent des **effets indésirables fréquents** des anti-infectieux.
Définition : réaction particulière à un individu et spécifique d'un médicament ou plutôt d'une famille chimique.
Toute suspicion d'allergie impose l'arrêt du médicament, jusqu'à avis médical.
Les manifestations allergiques variées peuvent être mortelles.
Elles se manifestent généralement après une période de sensibilisation de 7 à 10 jours.
Les **manifestations cutanées** peuvcent être :
- une éruption maculo-papuleuse ; syndrome de Lyell (mortalité très élevée) ;
- un œdème de la face avec risque d'œdème laryngé et de détresse respiratoire (œdème de Quincke) ;
- un choc anaphylactique (collapsus potentiellement mortel).

3.3 Déséquilibre de la flore commensale

Les antibiotiques détruisent une partie des bactéries habitant dans le tube digestif et sur les muqueuses (flore commensale).

Ce déséquilibre favorise la prolifération de certains micro-organismes et des complications :
- une candidose ;
- une colite pseudomembraneuse (diarrhée, douleurs abdominales et fièvre).

La présence de *Clostridium difficile* toxinogène est à rechercher dans les selles.

3.4 Sélection de micro-organismes résistants

À l'échelon du sujet traité, il peut en résulter un échec thérapeutique (rare), en cas de terrain à haut risque infectieux ou d'infection chronique.
À l'échelle d'une population, ce phénomène conduit à une prolifération de germes résistants, transmissibles d'un individu à l'autre.
Ces risques expliquent les épidémies d'infections nosocomiales à germes multi-résistants. Ils peuvent être réduits par une prescription d'anti-infectieux raisonnée et par des règles d'hygiène.

4. Classification

4.1 Antibiotiques

Classés en familles et sous-familles : bêtalactamines (pénicillines et céphalosporines), macrolides et apparentés, cyclines, sulfamides, aminosides, quinolones, imidazolés, glycopeptides, etc.
Les antituberculeux sont distingués dans une catégorie particulière.

4.2 Antifongiques

Selon leur voie d'administration :
- antifongiques locaux (mycoses superficielles) ;
- antifongiques par voie générale (mycoses profondes).

Produits les plus utilisés : amphotéricine B et dérivés azolés.

4.3 Antiparasitaires

On distingue les traitements dirigés contre les parasites monocellulaires ou protozoaires (agents du paludisme, de l'amibiase, et de deux complications de l'infection VIH, la pneumocystose et la toxoplasmose), et ceux dirigés contre les parasites multicellulaires ou helminthes.
Médicaments antipaludéens : dérivés de la quinine.

4.4 Antiviraux

N'agissent que sur une partie des virus pathogènes :
- la famille des herpès *viridae* (herpès *simplex*, varicelle-zona, cytomégalovirus) ;
- les virus des hépatites B et C ;
- le virus de la grippe ;
- le VIH (antirétroviraux).

Résistance aux antibiotiques/bactéries multirésistantes (BMR)

1. La résistance aux antibiotiques

1.1 Principe de l'antibiotique

Pour être efficace, un antibiotique doit parvenir au contact de la bactérie. Il doit ensuite pénétrer dans la bactérie, n'y être ni détruit ni modifié, se fixer à une cible et perturber la physiologie bactérienne. Si l'une des conditions n'est pas remplie, l'antibiotique se révèle inefficace ; cela s'appelle la résistance et elle doit être dépistée au laboratoire.

1.2 Natures des résistances

Il existe différents types de résistances :
- des résistances naturelles programmées sur le génome de la bactérie ;
- des résistances acquises liées à des modifications de l'équipement génétique chromosomique ou plasmique.

On dit qu'une souche est résistante lorsqu'elle croît en présence d'une concentration d'antibiotique plus élevée que la concentration qui inhibe la majorité des souches de la même espèce.

1.3 Méthodes de résistance

Les bactéries se défendent contre l'action des antibiotiques :
- en se rendant imperméables à leur pénétration ;
- en produisant des enzymes capables de les inactiver ;
- en modifiant la structure de leurs cibles.

2. Quelques bactéries multirésistantes

Les **klebsielles** productrices de bêta-lactamases à spectre élargi (BSE) avec portage digestif ou colonisation et/ou infection de sites anatomiques (urinaire, sanguin, cutané, opératoire, pulmonaire).

Staphylococcus aureus résistant à la méthicilline (MRSA) avec portage oro-pharyngé et cutanéo-muqueux.
Acinetobacter.
***Pseudomonas aeruginosa*.**

3. Prophylaxie

Isolement géographique.
Chambre individuelle.
Isolement technique.
Durée des mesures : temps de la présence de la bactérie.

Partie 2

PATHOLOGIES

Infections bactériennes

AU PROGRAMME

Botulisme

Processus inflammatoire et infectieux

1. Définition

Affection neurologique grave (neuroparalysie) due aux toxines produites par le *Clostridium botulinum.*
Maladie à déclaration obligatoire.
Rare en France.

2. Bactériologie

Le *Clostridium botulinum* est un bacille à Gram positif, anaérobie strict, d'origine tellurique.
Il existe 7 sérotypes de toxines produites par *C. botulinum* (A, B, C, D, E, F et G) dont certains affectent l'homme (A, B E et plus rarement F).

3. Épidémiologie et transmission

Botulisme classique : contamination par voie alimentaire, en général une conserve artisanale (jambon).
Botulisme infantile : ingestion de spores de *C. botulinum* (essentiellement aux États-Unis).
Botulisme d'inoculation : essentiellement chez les usagers de drogues par voie intraveineuse.

4. Pathogénie

Blocage irréversible de la transmission neuromusculaire par la toxine botulique en empêchant la libération d'acétylcholine, entraînant une paralysie flasque.
Non-franchissement de la barrière hémoméningée par la toxine.

5. Clinique

Incubation : de 5 heures à 5 jours, selon la quantité de toxine ingérée.
Phase d'invasion : signes digestifs présents dans 90 % des cas (nausées, vomissements, diarrhée, douleurs abdominales, sécheresse de la bouche).
Phase d'état : paralysies bilatérales, symétriques, associées à des troubles sécrétoires (diminution des sécrétions, sécheresse de la bouche) :

- **troubles visuels :**
  - paralysie de l'accommodation ;
  - mydriase ;
  - absence de sécrétions lacrymales ;
- **signes oropharyngés :**
  - dysphonie ;
  - dysphagie ;
  - absence de salive ;
  - atonie œsophagienne (fausses routes possibles) ;
- **signes urinaires :**
  - dysurie ;
  - rétention urinaire ;
- **signe digestif :** constipation ;
- **signes généraux :**
  - asthénie ;
  - faiblesse musculaire ;
  - paralysies périphériques ;
  - les atteintes respiratoires se voient dans les formes graves ;
  - absence de fièvre, de signes méningés et d'atteinte du système nerveux central (SNC).

Le pronostic dépend de :

- l'âge ;
- la durée d'incubation ;
- l'origine géographique ;
- l'importance de l'atteinte respiratoire.

6. Diagnostic

Recherche de la toxine dans l'aliment ingéré ou dans le sérum.
Mise en évidence du germe par culture dans les cas de botulisme infantile.

7. Traitement

Guanidine : agit au niveau de la jonction neuromusculaire.
Sérothérapie dans les formes sévères, administrée précocement *(voir page 144)*.
Soins respiratoires intensifs avec ventilation assistée pour les cas graves.
Guérison longue mais sans séquelle si prise en charge rapide.

8. Prophylaxie

Respect des règles d'hygiène dans la préparation des conserves familiales.

AU PROGRAMME

Diphtérie

Processus inflammatoire et infectieux

1. Définition

Maladie infectieuse due à *Corynebacterium diphteriae* (bacille de Klebs-Löffler). C'est une angine à bacille +, Gram qui possède un double potentiel pathogène :
- production de fausses membranes au lieu de sa multiplication ;
- sécrétion d'une exotoxine responsable de manifestations cardiaques et neurologiques.

2. Transmission

Maladie strictement humaine, très contagieuse.
Contamination par les sécrétions des personnes infectées.

3. Clinique

3.1 Angine diphtérique

Incubation : de 1 à 4 jours.
La maladie **débute de façon insidieuse** :
- malaise ;
- fièvre modérée (38 °C) ;
- dysphagie ;
- amygdales rouges, tuméfiées.

En 24 à 48 heures se forment les **fausses membranes blanches**, nacrées ou grisâtres, fortement adhérentes. Elles envahissent les piliers, le voile du palais et la luette « en doigt de gant ». Il apparaît un coryza séreux ou mucopurulent. La membrane peut obstruer partiellement les voies aériennes ou se détacher et provoquer une obstruction.
On retrouve des **adénopathies douloureuses** et des signes d'**imprégnation toxinique** (pâleur et tachycardie). La fièvre peut alors atteindre 40 °C.

3.2 Angine diphtérique maligne

Rarement primitive.
Survient lorsque les signes locaux d'angine et la fièvre ont disparu.

3.3 Syndrome précoce

7 jours après le début de l'angine : vomissements et paralysie du voile, pouls rapide. Il peut se développer une myocardite avec tachycardie, trouble du rythme, cardiomégalie et hépatomégalie, un syndrome hémorragique et une insuffisance rénale.
Le risque d'arrêt cardiaque persiste jusqu'à 8 semaines.

3.4 Syndrome tardif

Paralysie de l'accommodation puis polyradiculonévrite ascendante.
Ventilation assistée nécessaire car risque de paralysie respiratoire.
Régressent à partir du 52e jour, sans séquelles.

3.5 Croup

Asphyxie par obstruction du conduit aérien.
Soit secondaire à une angine grave, soit primitif.
Stade initial : toux rauque et voix éteinte.
En quelques heures, la respiration devient rapide et inefficace. L'intubation ou la trachéotomie d'urgence rétablit le passage de l'air.
Autres formes : localisations cutanées, oculaires ou auriculaires (surinfection de plaies préexistantes).

4. Diagnostic

Évoqué sur la clinique.
Prélèvement de gorge par un écouvillonnage à la périphérie des fausses membranes (recherche de corynebactéries à l'examen direct) et ensemencement sur milieux spécifiques.

5. Traitement

Sérothérapie *(voir page 144)* :
- seule l'injection de **sérum antidiphtérique**, en urgence, prévient l'intoxination ;

- l'injection est de 20 000 à 40 000 U, quel que soit l'âge, en appliquant la méthode de Besredka *(voir fiche 7 page 166)*.

Antibiothérapie : pénicilline ou érythromycine : action spectaculaire sur les fausses membranes mais inefficace pour l'intoxination.

Mesures symptomatiques :

- isolement et immobilisation au lit, tant que le sujet est porteur ou s'il y a des signes toxiniques ;
- administration de corticoïdes, intubation ou trachéotomie peuvent s'avérer nécessaires.

Vaccination : relais de la sérothérapie.

Elle est obligatoire pour tous les enfants et les professionnels de santé.

6. Prophylaxie

Patient atteint de diphtérie : isolement respiratoire maintenu jusqu'à un second prélèvement négatif.

Sujet contact :

- dépistage et traitement des porteurs sains (pénicilline ou macrolides) ;
- vaccination des sujets non protégés en associant l'administration de 5 000 U de sérum anti-diphtérique à la 1re injection de vaccin.

Prévention collective : vaccination :

- primo-vaccination chez l'enfant à 2, 3 et 4 mois ;
- 1er rappel à 16/18 mois ;
- autres rappels : à 6 ans, 11/13 ans et 16/18 ans. Des rappels tous les 10 ans sont obligatoires pour certaines professions et recommandés aux voyageurs.

DIAGNOSTICS INFIRMIERS PRÉVALENTS

Croup
Dégagement inefficace des voies respiratoires
Déficit de volume liquidien [perte active]

Notions essentielles
Pathologies
Connaissances spécifiques
Fiches repères de soins
Calculs de doses

AU PROGRAMME

Légionellose

Processus inflammatoire et infectieux

1. Définition

Maladie à déclaration obligatoire.
Maladie respiratoire provoquée par des bactéries du type *Legionella*.
Legionella pneumophila est un bacille à Gram négatif.
L'habitat naturel est l'eau de source (lac et rivière, pas l'eau de mer), les sols humides et les réseaux de distribution d'eau chaude (survivent à des températures entre 5 et 25 °C).

2. Épidémiologie

2.1 Population à risque à l'hôpital

Adultes d'âge mûr, fumeurs, éthyliques ou immunodéprimés par leur maladie (cancer, diabète, greffe d'organe, maladie pulmonaire chronique, cardiomyopathie, etc.) ou par leur traitement (corticothérapie prolongée ou récente et à haute dose, radiothérapie, transplantations, etc.).

2.2 Contamination

Notion de **contamination hydroaérique** : l'air conditionné, une douche à partir d'un réseau d'eau non contrôlé ou la proximité d'une tour aéro-réfrigérante.
Conditions favorisant la multiplication des *Legionella* :
- l'eau et la stagnation de la légionelle dans l'eau ;
- la température : la concentration est proportionnelle à l'élévation de la température du réseau d'eau. La température idéale pour sa multiplication se situe aux alentours de 40 °C ;
- les biofilms : les kystes d'amibes, par exemple, protègent de l'action des agents désinfectants les *Legionella* qui s'y trouvent.

Réservoirs hospitaliers :
- tour de refroidissement (climatisation) ;
- ballon d'eau chaude ;
- canalisations et robinetterie ;
- fontaines réfrigérantes ;
- piscines de rééducation.

2.3 Voie de transmission

Par **inhalation de microgouttelettes** d'eau contaminée (climatiseur, douche, barboteur d'oxygène, turbine pour soins dentaires, piscine de rééducation, balnéothérapie, etc.) contenant des concentrations de l'ordre de 10^3 UFC/L de *Legionella pneumophila*. Exposent à la survenue d'épidémies, en particulier nosocomiales.

2.4 Identification des risques

La concentration minimale admissible de *Legionella* dans les systèmes de distribution d'eau ne fait l'objet d'aucun consensus. Le risque d'apparition de cas de légionellose est très faible, voire nul à une concentration $< 10^3$ UFC/litre (unité formant colonie).
En ce qui concerne les eaux thermales, les recommandations, lors des tentatives d'éradication, sont d'abaisser les concentrations en dessous de 10^2 UFC/litre.

3. Tableau clinique

Incubation : 2 à 10 jours.
Clinique : syndrome pseudogrippal, puis pneumonie aiguë, pouvant se compliquer d'une détresse respiratoire aiguë avec signes extrapulmonaires évocateurs : troubles neurologiques (céphalées, confusion, coma, troubles neuropsychiatriques), digestifs (douleur abdominale, diarrhée) et myalgies.
Signes biologiques :
- polynucléose ;
- atteinte rénale avec une hyponatrémie ;
- cytolyse hépatique modérée ;
- augmentation des enzymes musculaires.

Diagnostic : isolement de la souche à partir d'un prélèvement broncho-pulmonaire avec culture sur milieux spéciaux, une immunofluorescence directe sur les sécrétions respiratoires et détection de l'antigène soluble urinaire (sérotype 1, résultat en 20 minutes).

4. Traitement

Antibiothérapie (macrolides et/ou fluoroquinolones).
Rifampicine associée dans les formes sévères.

5. Prévention

Mesure d'isolement *(voir page 146)*.
Épidémie : apparition de 2 cas d'infection similaire survenus en moins de 6 mois, chez des personnes ayant fréquenté un même lieu.
Caractère nosocomial :
- cas nosocomial certain : le patient a séjourné au moins dix jours dans l'établissement avant le début des signes cliniques ;
- cas nosocomial probable : le patient a séjourné pendant 2 à 9 jours dans l'établissement avant le début des signes cliniques et un ou plusieurs cas de légionellose ont été diagnostiqués au cours des 6 derniers mois.

5.1 Objectifs infirmiers

Mettre en œuvre toutes les mesures de **désinfection immédiates** dès d'alerte et/ou en cas d'épidémie.
Organiser avec les comités compétents une **maintenance préventive** du réseau de distribution d'eau.

5.2 Conduite à tenir

Le cadre infirmier :
- informe le CLIN de l'hôpital ;
- fait remplir par le médecin la fiche de déclaration obligatoire et l'envoie à l'ARS (ex-DDASS) ;
- recense les cas ; précise les dates, lieux et circuits des patients des 10 jours précédant les symptômes ;
- s'assure que l'eau utilisée dans les générateurs d'aérosols est stérile ;
- réalise un prélèvement d'eau au niveau des différents sites, selon le protocole établi, en particulier :
  - pomme de douche, robinet ;
  - eau chaude des circuits de distribution ;
  - réservoir, chauffe-eau ;
  - eau de bains bouillants ;

- eaux stagnantes diverses ;
- tours de refroidissement.

Réaliser ces prélèvements selon la norme AFNOR n° T 90-341.
Comparer les souches des patients avec celles isolées dans les prélèvements des différents sites de l'environnement (marqueurs épidémiologiques).

Tableau I : Exemple de fiche de liaison en cas d'infections nosocomiales à germes résistants

Service adresseur : ----------------
Nom du patient : ---------------------------
Prénom : -------------------------------------
Coller ici l'étiquette d'identification du malade transféré

Partie à remplir par l'infirmier(ère)

Date :------------------------------- Nom : -------------------Prénom : ---------------
Tél. :----------------------------------
Signature :---

Un dispositif invasif a-t-il été posé dans les 15 derniers jours ? ❑ Oui ❑ Non
Le(s)quel(s) ? --------------------------- Date de pose ou de change-----------
Date de retrait-------------------------
Sonde urinaire : ---
Cathéter veineux : --
Autre (précisez) :--
Une mesure d'isolement a-t-elle été prise ? --
❑ Oui ---

❑ Non
Si oui, précisez le type : ❑ cutané ❑ respiratoire ❑ entérique ❑ absolu

Partie à remplir par le médecin

Date :------------------------------- Nom : -------------------Prénom : ---------------
Tél. :----------------------------------
Signature :---
Une souche résistante a-t-elle été isolée chez ce malade dans les 15 derniers jours ?---
❑ Oui ---
❑ Non
Site(s)
Date(s) d'isolement --
Germe(s) en cause ---
Antibiothérapie prescrite ? --
❑ Oui ---
❑ Non
Si oui, laquelle ?--- Date(s)

5.3 Mesures de désinfection

Appliquer les mesures de désinfection immédiates pour chaque localisation (services techniques).

Réseau d'eau chaude :

- supprimer les bras morts, vidanger, nettoyer et détartrer les réservoirs et ballons ;
- démontage des pommes de douche et des robinets, leur détartrage (ébullition dans du vinaigre blanc) ;
- remplacement du matériel défectueux ; désinfection des circuits de distribution (choc thermique ou hyperchloration).

Tableau 2 : Méthode de désinfection

Choc thermique	Les services techniques élèvent la température du réseau d'eau chaude pour obtenir une eau à 70 °C en sortie du robinet. Ensuite, ils purgent tous les robinets en les faisant couler 30 minutes. Ils s'assurent que la température est atteinte à tous les robinets.
Hyperchloration	Les services techniques chlorent l'eau des réservoirs et des ballons pendant 18 à 24 heures à la concentration de 15 mg/litre, puis ils les vidangent. Cette deuxième possibilité est plus difficile à mettre en place rapidement car elle nécessite l'installation de pompes à chlore et des modifications techniques du réseau pour limiter les phénomènes de corrosion.

Système de climatisation :

- arrêter le système, le purger, le nettoyer puis le désinfecter selon le protocole en vigueur ;
- vérifier aussi l'état des gaines et filtres du système de climatisation ;
- vérifier l'écoulement d'eau des bacs de décantation et le faire modifier si nécessaire ;
- changer le système d'humidification, si nécessaire.

Aérosols des chambres :

- matériel à usage unique ou matériel réutilisable qui est ensuite nettoyé, puis désinfecté ou stérilisé ;
- utiliser exclusivement de l'eau stérile.

5.4 Mesures de prévention

Détartrage des robinetteries et des pommes de douche.

Contrôle de la température de sorte que l'eau soit toujours au-dessus de 50 °C jusqu'au point de distribution.

S'assurer du maintien constant, dans le réseau d'eau, d'une concentration de chlore de 2 mg/litre jusqu'en sortie de robinet.

Mise en place d'une surveillance microbiologique régulière.

DIAGNOSTICS INFIRMIERS PRÉVALENTS

Legionellose

Douleur

Fatigue

Respiration spontanée altérée

Sentiment d'impuissance

AU PROGRAMME

Lèpre (maladie de Hansen)

Processus inflammatoire et infectieux

1. Définition

Pathologie bactérienne chronique affectant la peau et les nerfs périphériques, due à *Mycobacterium leprae.*

2. Transmission

Se transmet par les sécrétions nasales et la salive des patients atteints. La transmission est uniquement interhuamine. L'incubation est lente (plusieurs anées) et silencieuse.

3. Épidémiologie

Cette pathologie infectieuse reste associée à la ruralité et la pauvreté.
Elle a connu un recul important et régulier dans toutes les régions du monde en quelques dizaines d'années. On observe une baisse de 90 % entre 1985 et 2008, soit 213 000 cas traités début 2008. L'OMS poursuit son action amorcée en 1981, centrée sur l'accès gratuit et élargi aux traitements.
En 2008, quatre pays n'ont toujours pas atteint l'objectif d'élimination de la lèpre fixé : Brésil, Libéria, Népal et Timor-Leste. L'Inde demeure un foyer encore important. De grandes disparités demeurent dans le monde.

4. Traitement

Il n'existe ni vaccination ni chimioprophylaxie.
Sans traitement curatif précoce, les séquelles du type paralysie et troubles trophiques seront liées à la neuropathie périphérique qui se constitue alors.
Le traitement est long mais il est très efficace (sulfamides).

DIAGNOSTICS INFIRMIERS PRÉVALENTS

Lèpre
Image corporelle perturbée
Isolement social
Sentiment d'impuissance
Perte d'espoir

AU PROGRAMME

Septicémie/bactériémie/ choc septique

Processus inflammatoire et infectieux

1. Septicémie

1.1. Définitions : septicémie et bactériémie

La septicémie est une décharge brutale, massive et répétée de germes provenant d'un foyer septique (infectieux) initial dans la circulation sanguine. Les germes peuvent être de Gram - (*Escherichia coli*) ou de Gram + (staphylocoque).
Les portes d'entrées peuvent être urinaires, pulmonaires, gynécologiques, digestives, cutanées… Elle peut entraîner la création d'autres foyers infectieux au niveau de différents organes et aboutir à un choc septique (*voir plus loin*).

Une septicémie est différente d'une bactériémie, qui est un passage bref et transitoire d'une faible quantité de bactéries dans le sang.

1.2. Signes cliniques

Altération de l'état général avec teint grisâtre, grande fatigue, malaises.
Cyanose, fièvre évoluant par pics au moment où les germes sont libérés dans le sang, frissons dus à la décharge des germes, hypothermie en cas d'infection Gram -.
Hypotension, sueurs, tachycardie, splénomégalie, troubles de la coagulation sanguine.

1.3. Signes paracliniques (biologiques)

Hyperleucocytose, augmentation de la VS et CRP due au syndrome inflammatoire.
Recherche de porte d'entrée : ECBU *(voir fiche 4 page 161)*, ECBC, coproculture *(voir fiche 3 page 160)*, prélèvement local.

1.4. Diagnostic

Le diagnostic est dans un premier temps clinique.
Des hémocultures vont permettre de déterminer l'agent pathogène causal.

1.5 Traitement

Antibiothérapie à large spectre en attendant le résultat des hémocultures afin d'agir sur un grand nombre de bactéries.
Puis, antibiothérapie spécifique en fonction de l'antibiogramme.
En fonction des symptômes : antipyrétiques, hydratation et équilibre électrolytique par voie veineuse.

1.6 Complication

Choc septique *(voir ci-dessous)*.

1.7 Rôle infirmier

Surveillance des constantes : PA, température, saturation en oxygène.
Surveillance des complications : état cutané (cyanose, marbrures), baisse de la diurèse, etc.

2. Choc septique

2.1 Définition

Il est consécutif à l'aggravation d'une infection bactérienne à Gram négatif.
C'est une urgence médicale définie par une insuffisance circulatoire aiguë secondaire à une variation thermique, souvent hypothermique en rapport avec une infection bactérienne identifiée provoquant une anoxie tissulaire aiguë.

2.2 Physiopathologie

Les bactéries sont dégradées par le système immunitaire et sécrètent des exotoxines.
Les composés ainsi libérés activent :
- la coagulation et le complément ;
- des cellules immunitaires (macrophages, lymphocytes et polynucléaires) qui sécrètent ensuite des médiateurs cytotoxiques ou pro-inflammatoires.

Ces phénomènes provoquent :
- une hypovolémie ;
- une hypotension avec vasodilatation ;
- un dysfonctionnement myocardique.

Ces désordres hémodynamiques aboutissent :
- à une défaillance circulatoire aiguë ;
- à des dysfonctionnements rénaux, pulmonaires et nerveux central.

2.3 Clinique

Signes cliniques :
- acidose lactique ;
- hypoxémie ;
- oligurie voire oligo-anurie ;
- encéphalite aiguë ;
- CIVD (coagulation intravasculaire disséminée).

L'évolution ultime est une défaillance multiviscérale. Le taux de mortalité par choc septique peut atteindre 40 %.

Les bactéries libèrent des **substances vasodilatatrices** très puissantes. En réaction, l'organisme privilégie la perfusion des organes vitaux et plus particulièrement le cerveau. Ceci entraîne une **hypotension périphérique**.

Le patient présente alors :
- une hypotension majeure avec une maxima inférieure à 70 mmHg ;
- un pouls filant rapide ;
- des signes cutanés du type marbrures, cyanose, rash cutané ;
- des troubles de la conscience (une agitation, une obnubilation, une agressivité, un coma) ;
- un risque de convulsions si la température dépasse 40 °C ;
- une fréquence respiratoire élevée avec polypnée superficielle, phase d'apnée ;
- des veines plates ;
- une pâleur ;
- une diarrhée, une occlusion.

Signes paracliniques :
- augmentation de la créatinine et de certains enzymes ;
- gaz du sang : alcalose respiratoire, acidose métabolique.

3. Rôle infirmier

Surveiller la disparition des signes de vasoconstriction : cyanose, marbrures.
Surveiller l'état de conscience.
Si état de choc : transférer en service de réanimation.

Évaluer la gravité des signes :
- pouls ;
- pression artérielle ;
- température ;
- poids (posologie) ;
- fréquence respiratoire ;

- saturation en oxygène ;
- bandelettes urinaires (prévoir ECBU).

Poser une voie d'abord veineux de gros calibre (16G, 14G) (protocole).
Bilan infectieux (diagnostic).

Préparer le matériel :
- d'intubation ;
- de ventilation ;
- pour aspirations trachéale, broncho-pulmonaire et digestive ;
- pour un sondage vésical.

Examens (sur prescription) :
- numération-formule sanguine (NFS) ;
- vitesse de sédimentation (VS) ;
- protéine C-réactive (CRP) ;
- bilan d'hémostase ;
- bilan biochimique (BES, transaminases, enzymes cardiaques) ;
- sérologies virales usuelles ;
- hémocultures ;
- gaz du sang ;
- ECBU, sondage sur prescription médicale ;
- examen coprologique et parasitologique des selles ;
- fond de l'œil, voire scanner, si une ponction lombaire est prévue ;
- radiographie pulmonaire de face et de profil ;
- pose d'un monitoring.

Traitements :
- antipyrétiques, baisse de la température, vessie de glace, déshabiller le patient, ouvrir la fenêtre ;
- antalgiques.

Traitement sur prescription médicale ou protocole : apporter des macromolécules par voie veineuse pour augmenter la pression artérielle, soulager le cœur, compenser l'hypovolémie, réduire la polypnée.

DIAGNOSTICS INFIRMIERS PRÉVALENTS

Septicémie

Hyperthermie
Fatigue
Anxiété

Syndrome de choc toxique staphylococcique

Hyperthermie
Déficit de volume liquidien [perte active]
Débit cardiaque diminué
Douleur [aiguë]
Atteinte à l'intégrité de la peau ou atteinte à l'intégrité des tissus
Échanges gazeux perturbés

AU PROGRAMME

Tétanos

Processus inflammatoire et infectieux

1. Définition

Malade infectieuse, non contagieuse, à **déclaration obligatoire**.
Période d'incubation : environ deux semaines.
Pronostic grave malgré les progrès de la réanimation.
Le tétanos affecte :
- les muscles (source des contractures) ;
- le système nerveux.

2. Transmission

Le *clostridium tétani* est une bactérie anaérobie présente dans le sol et dans les fèces humaines et animales. Il persiste dans le milieu sous forme de spores. À l'occasion d'une plaie, le bacille pénètre dans l'organisme et sécrète une toxine qui migre le long des nerfs vers le système nerveux central.
C'est une toxi-infection.

3. Physiopathologie

Toute plaie peut être à l'origine du tétanos :
- plaies récentes, passées inaperçues ou non soignées ;
- plaies chroniques, notamment les ulcères variqueux ;
- injections intramusculaires non stériles (toxicomanes).

Il existe également un tétanos post-abortum (période suivant un avortement) et post-partum dans les pays en voie de développement.

4. Clinique

Premiers signes :
- contracture des muscles de la face (aspect de rire sardonique) ;
- difficultés à ouvrir la bouche et à avaler ;
- contracture des muscles de la mâchoire (trismus).

Puis :
- contracture progressive de tous les muscles ;
- tension et rigidité de tous les muscles ; le tronc, les jambes, les bras sont en hyperextension ;
- position du corps en « forme d'arc » ;
- difficultés respiratoires.

5. Diagnostic

Essentiellement clinique, basé sur le diagnostic différentiel du trismus.
Rechercher systématiquement une plaie souillée.

6. Traitement

Hospitalisation, réanimation.
À visée étiologique : nettoyage des portes d'entrée, antibiothérapie, immunoglobuline spécifique.
Vaccination (l'infection par le *clostridium tetani* n'est pas immunisante).
À visée symptômatique : réanimation respiratoire, sédatifs et décontracturants à doses élevées.
À visées préventive :
- anticoagulants (phlébite) ;
- alimentation par sonde nasogastrique (dénutrition).

7. Prévention

7.1 Vaccination

Vaccination obligatoire.

Schéma vaccinal :
- 3 injections à 1 mois d'intervalle (à 2, 3 et 4 mois), suivies d'un 1er rappel à 16/18 mois et d'un 2e à 6 ans ; puis rappel tous les 5 ans (11/13 ans et 16/18 ans), puis tous les 10 ans à partir de 18 ans ;
- vaccin couplé avec la diphtérie et la poliomyélite (DTpolio).

De trop nombreuses personnes négligent les rappels et prennent des risques en jardinant ou bricolant.

7.2 Désinfection de la plaie

Toute plaie doit être désinfectée.

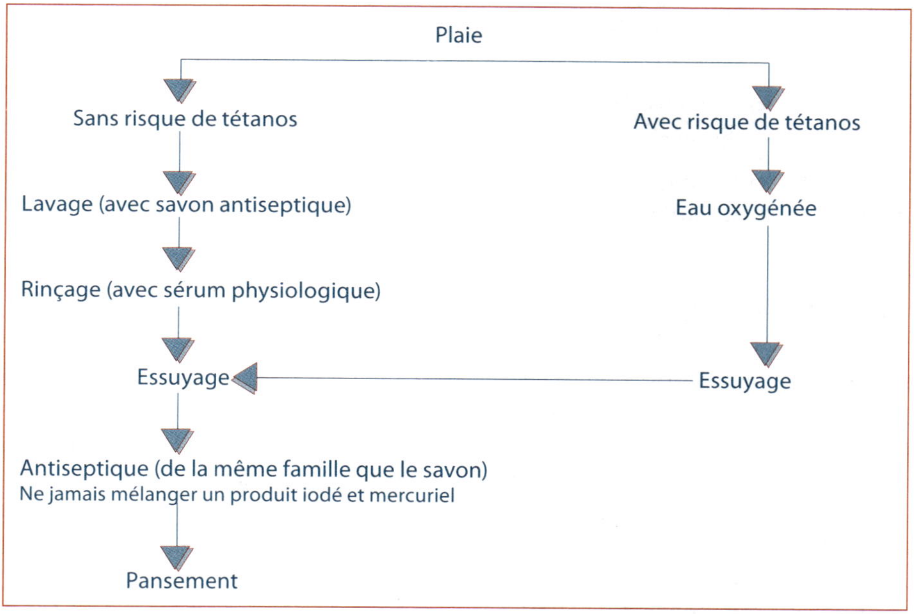

7.3 Séroprévention

Indiquée en cas de plaie souillée chez les sujets vaccinés depuis plus de 5 ans.
Se pratique avec des gammaglobulines (sérum antitétanique).
Très efficace.
Rappel de vaccination devant toute plaie, chez un sujet vacciné depuis plus de cinq ans.
Si la vaccination remonte à plus de 10 ans : nouvelle vaccination complète en même temps que l'injection de gammaglobulines antitétaniques.

8. Rôle infirmier

Soins de confort : placer le patient dans une chambre seule, au calme car la moindre excitation (bruit, lumière, examens) peut déclencher des paroxysmes extrêmement graves.

Prescriptions et surveillance :

- **déshydratation :** mettre en place un abord veineux pendant toute la durée du traitement (environ 2 à 3 semaines) ;
- **dénutrition :**
  - alimentation par voie parentérale ou entérale (pose une sonde gastrique) ;
  - surveiller le poids du patient deux fois par semaine ;
- **douleurs :**
  - tranquillisants prescrits à fortes doses pour soulager les contractures musculaires ;
  - traitement au curare destiné à relâcher les muscles contracturés, associé à une assistance respiratoire avec trachéotomie ;
  - évaluer quotidiennement la douleur ;
- **infection :**
  - administrer les antibiotiques prescrits : surveillance d'éventuels effets secondaires (allergie, intolérance, etc.) ;
  - surveiller la température du patient ;
  - administrer le sérum antitétanique ;
  - nettoyer et désinfecter les plaies si besoin ;
  - réaliser les soins de trachéotomie de façon quotidienne ;
  - veiller à ce que la kinésithérapie respiratoire soit faite ;
  - s'assurer que la vaccination systématique a été pratiquée.

DIAGNOSTICS INFIRMIERS PRÉVALENTS

Tétanos

Douleur

Peur-Angoisse face à la mort

Risque de suffocation

Risque de syndrome d'immobilité

AU PROGRAMME

Tuberculose

Processus inflammatoire et infectieux

1. Définition

La tuberculose est une maladie infectieuse provoquée par le bacille de Koch (BK) ; elle est souvent découverte fortuitement.
Maladie à déclaration obligatoire.

2. Transmission

Aéroportée, elle se fait le plus souvent en contact direct avec des personnes infectées.
Les professionnels de santé sont particulièrement exposés.
Facteurs de risque :
- immunodépression, toxicomanie intraveineuse ;
- conditions de vie : vie en communauté, personnes sans domicile fixe.

La tuberculose tue encore près de 2 millions de personnes chaque année dans le monde.

3. Clinique

Fébricule, toux, perte de poids importante (10 kgs en quelques mois), sueurs nocturnes.

4. Diagnostic

Basé sur la clinique.
Recherche de signes pulmonaires : la radiologie révèle des cavernes renfermant air et bacilles.

5. Traitement

5.1 Traitement antituberculeux

• Streptomycine

Contre-indiqué chez la femme enceinte.
Doit impérativement être associé à d'autres antituberculeux.
Surveillance du traitement : les fonctions auditives et rénales devront être surveillées régulièrement.

• Ethambutol

Utilisable chez la femme enceinte.
Posologie pour adulte :
- le matin à jeun en 1 seule prise ;
- quinze à vingt milligrammes par kilogramme ;
- ne pas dépasser vingt-cinq milligrammes par kilogramme par 24 h sans dépasser 60 jours, puis réduire à quinze milligrammes par kilogramme et par jour.

• Diarylquinolines

Nouvelle molécule qui pourrait se révéler prometteuse contre *Mycobacterium tuberculosis*. Elle fait naître trois espoirs :
- raccourcir la durée du traitement ;
- envisager des prises une seule fois par semaine en association avec un autre antituberculeux ;
- être active sur des souches multirésistantes, avec une efficacité bactéricide bien supérieure à celle de l'isoniazide et de la rifampine.

5.2 Schéma de traitement

Traitement : 6 mois pour une tuberculose pulmonaire à BK sensible chez un patient immunocompétent, comprenant 2 mois de tri-thérapie antibiotique (isoniazide + rifampicine + pirilène) puis 4 mois de bi-thérapie (isoniazide et rifampicine).

5.3 Isolement respiratoire

Isolement du patient infecté.
Précautions valables pour le personnel de santé et la famille proche.

6. Prévention

6.1 Vaccination

La vaccination par le BCG (bacille Calmette et Guérin) n'est plus obligatoire en France depuis 2007 pour la population générale, mais demeure obligatoire pour les professionnels de santé.
Toutefois, elle est recommandée en Ile-de-France et en Guyane (régions les plus touchées par la tuberculose) et pour les personnes à risques (personnes âgées, personnes nées dans des régions du monde touchées – Asie, Afrique sub-saharienne...–, migrants, personnes en situations précaires).
Il y a 1 seule injection intradermique (même en cas d'IDR à la tuberculine négative, *voir fiche 10 page 172*).

6.2 Entourage d'une personne atteinte

Il est nécessaire d'effectuer une recherche de contamination dans l'entourage familial et professionnel.
Toute personne en contact avec un malade tuberculeux risque d'être infectée. La prévention de la transmission implique donc le traitement précoce des personnes infectées.

7. Santé publique

D'ici 2020, l'OMS estime que 35 millions de personnes dans le monde mourront de tuberculose si sa prévention n'est pas améliorée.
Un patient non traité peut contaminer 10 à 15 personnes chaque année.
Dans le monde, un tiers de la population est infecté par le BK, mais seuls 5 à 10 % des individus développent une maladie symptomatique. En effet, la primo-infection tuberculeuse est asymptomatique dans 95 % des cas et seuls quelques sujets, avec un délai d'incubation pouvant atteindre 2 ans, développent une maladie.
Le problème des souches multirésistantes (résistance au moins à l'isoniazide et la rifampicine) est particulièrement préoccupant. Un des principaux écueils de la maîtrise du risque réside dans le traitement mal suivi. Il ne conduit pas à la guérison du patient et génère l'apparition de résistance.
Pour vaincre ce fléau mondial, l'OMS a lancé en 1998 un programme appelé « Stop TB ».
Le plan mondial « Halte à la tuberculose 2006-2015 » évalue l'action et les ressources nécessaires pour faire reculer la maladie dans le monde.

L'OMS espère détecter 75 % des cas nouveaux de tuberculose avec crachats positifs pour le BK et en guérir 85 %.
L'OMS a diffusé en milieu de soins un guide visant à maîtriser le risque nosocomial de la tuberculose dans les pays à faibles ressources.

DIAGNOSTICS INFIRMIERS PRÉVALENTS

Tuberculose (pulmonaire)
Risque d'infection (dissémination ou réactivation)
Dégagement inefficace des voies respiratoires
Risque de perturbation des échanges gazeux
Intolérance à l'activité
Déficit nutritionnel
Risque de non-observance
Fatigue
Isolement social
Perturbation de l'image corporelle
Perte de l'estime de soi

Infections virales

AU PROGRAMME

Mononucléose infectieuse (Epstein-Barr virus)

Processus inflammatoire et infectieux

1. Définition

Maladie infectieuse due au virus Epstein Barr (EBV) qui se fixe dans le pharynx et infecte les lymphocytes B.
La primo-infection est souvent asymptomatique durant l'enfance ; elle s'exprime sous forme de mononucléose chez l'adulte.

2. Transmission

Contamination par la salive (« maladie du baiser »).

3. Diagnostic

Il est basé sur la clinique et la biologie.

3.1 Clinique

Les manifestations cliniques sont le reflet de la réponse immunitaire cellulaire.
Elles sont très rares avant 3 ans.
Ce sont :
- fièvre ;
- asthénie prononcée ;
- angine ;
- poly-adénopathie.

Un ictère peut être associé.

3.2 Biologie

MNI test : rapide, simple à pratiquer.
Sérologie EBV.

Anomalies biologiques possibles : à la NFS, apparition de lymphocytes hyperbasophiles.

4. Complications

Hépatiques : bilan hépatique qui montre une élévation des transaminases avec un risque d'hépatite.
Purpura : les plaquettes révèlent une thrombopénie.

5. Traitement

Aucun traitement.
Régression en général spontanée en quelques jours voire semaines.
Corticoïdes parfois en cas d'hypertrophie des amygdales provoquant des difficultés respiratoires.

DIAGNOSTICS INFIRMIERS PRÉVALENTS

Mononucléose infectieuse
Intolérance à l'activité
Fatigue

AU PROGRAMME

Entérovirus

Processus inflammatoire et infectieux

1. Définition

Groupe de virus résistant aux agents extérieurs, très répandus dans la nature et qui se propagent dans l'intestin de l'homme.
On y classe l'Echovirus, le Poliovirus, le virus Coxsackie. Ils donnent des maladies diverses comme la poliomyélite, la méningite ou la grippe.
Liste des espèces : Entérovirus bovin, entérovirus humain A, entérovirus humain B, entérovirus humain C, entérovirus humain D, entérovirus humain E, Poliovirus, entérovirus porcin A, entérovirus porcin B.

2. Contamination

Les entérovirus, virus non-enveloppés, survivent relativement longtemps dans le milieu extérieur et en particulier dans l'eau.
Le sujet infecté émet des virus dans ses selles et la transmission est interhumaine par voie aérienne, par contact (mains sales) ou par de l'eau souillée, par des fruits ou légumes lavés à l'eau souillée, par des coquillages...
Les entérovirus responsables de conjonctivites hémorragiques aiguës pourraient être transmis directement par contact avec les sécrétions oculaires.

3. Clinique

Les entérovirus sont responsables d'un large spectre de symptômes.

3.1. Symptômes bénins

Diarrhées, syndrome grippal, angine.

3.2 Symptômes sévères

Paralysies flasques aiguës, méningites aseptiques, syndrome pieds-mains-bouche (caractérisé par des lésions vésiculeuses de la bouche, des pieds et des mains), maladies respiratoires, cardiopathies aiguës ou chroniques, pancréatites, atteintes oculaires, encéphalites.
Les atteintes respiratoires mettent en jeu le pronostic vital.

4. Prévention

Vaccination obligatoire contre la poliomyélite.
Respect des règles d'hygiène et lavage fréquent des mains.

DIAGNOSTICS INFIRMIERS PRÉVALENTS

Entérovirus
Symptômes sévères :
- mode de respiration inefficace
- risque de déficit du volume liquidien
- douleur

AU PROGRAMME

Grippe

Processus inflammatoire et infectieux

1. Définition

Maladie infectieuse virale. Virus possibles : Myxovirus, *Influenzae* A, B et C. Labilité génétique, très contagieuse.

2. Épidémiologie

La grippe se manifeste le plus souvent sous la forme d'épidémies saisonnières. En moyenne, 2,5 millions de personnes seraient concernées chaque année en France. L'épidémie survient entre les mois de novembre et avril. Elle débute le plus souvent fin décembre et dure en moyenne 9 semaines.
Le grand nombre de malades chaque année, les complications parfois mortelles da la maladie (90 % des décès liés à la grippe surviennent chez les personnes de 65 ans et plus) et les possibles changements génétiques majeurs du virus font de la grippe un problème majeur de santé publique.

3. Transmission

Contamination par la salive, contamination aéroportée.

4. Clinique

Les manifestations cliniques sont le reflet de la réponse immunitaire cellulaire.
On retrouve :
- un malaise général ;
- de la fièvre, une asthénie ;
- des frissons, courbatures, lombalgies ;

- des maux de tête ;
- une toux sèche ;
- des rhinorrhées ;
- une anorexie.

5. Complications

Il peut y avoir une surinfection, des atteintes extrapulmonaires possibles, une grippe maligne.

6. Diagnostic

Il est basé sur la clinique.

7. Traitement

Symptomatique : repos, antalgiques, antipyrétiques.
Forme sévère : antiviral.
Prophylaxie : vaccination annuelle.

DIAGNOSTICS INFIRMIERS PRÉVALENTS

Grippe
Intolérance à l'activité
Fatigue
Mobilité physique réduite

AU PROGRAMME

Hépatites virales

Processus inflammatoire et infectieux

1. Définition

Inflammation aiguë du foie en réponse à une agression virale entraînant une destruction plus ou moins importante des hépatocytes et une élévation des amino-transférases sériques.
Lorsque l'inflammation est récente on parle d'**hépatite aiguë** ; si elle dure plus de six mois on parle d'**hépatite chronique**.
Peut aboutir à une nécrose hépatocytaire.

2. Virologie

Les six virus A, B, C, D (Delta), E et G peuvent provoquer une hépatite aiguë. Seuls les virus B, D et C peuvent évoluer vers une hépatite chronique, susceptible de se compliquer de cirrhose et de carcinome hépatocellulaire (cancer du foie).

Tableau 1

Hépatite	A	B	D	C
Fréquence	1/10 000	1/1 000	1/100	rare

Tableau 2

HAV	Virus à ARN détectable dans le sang environ deux semaines avant et une semaine après le début de l'ictère, induisant l'apparition d'anticorps protecteurs (anticorps anti-HAV)
HBV	Le virus comporte un génome à ADN et son enzyme de réplication l'ADN-polymérase, une nucléocapside portant l'Ag HBc, une enveloppe portant l'Ag HBs.
HCV	Le virus C n'a pas encore été isolé. Seul son génome à ARN a été identifié grâce à des techniques de biologie moléculaire.
HDV	Le virus D comporte un génome à ARN, une capside portant l'Ag D et une enveloppe synthétisée par le virus B et formé d'Ag HBs.

3. Hépatiques aiguës

3.1 Formes cliniques

• Hépatite A

Maladie des pays en voie de développement.
Survient essentiellement chez l'enfant.
Maladie à déclaration obligatoire depuis décembre 2005.
Contamination digestive (oro-fécale).
Incubation courte (2 à 6 semaines).
Évolution bénigne, parfois prolongée (plusieurs semaines ou mois).
Rarement de rechute.
Pas de formes chroniques, formes fulminantes exceptionnelles (1/10 000).
Diagnostic sérologique (anticorps anti-HAV de classe IgM, puis IgG apparaissant dès les premiers signes cliniques).

• Hépatite B

Maladie fréquente dans le monde (Afrique, Asie du Sud-Est).
Transmission parentérale (sang et dérivés), **sexuelle ou materno-fœtale.**
10 % sont symptomatiques parmi lesquelles 10 % sont fulminantes.
Infection chronique (10 %) aboutit au portage chronique de l'Ag HB, à l'hépatite chronique persistante ou à l'hépatite chronique active avec risque de cirrhose et d'hépatocarcinome.
Profil sérologique et marqueurs de réplication permettent d'établir le stade évolutif.

• Hépatite C

Contamination par voie sanguine (90 % des cas), **sexuelle** (5 %), **nosocomiale ou professionnelle.**
Dépistage : recherche d'anticorps anti-HCV par un test ELISA de 3e génération ; proposé en cas de facteur de risque :
- toxicomanie même ancienne ;
- transfusion sanguine antérieure à 1991.

L'hépatite C aiguë est le plus souvent asymptomatique et anictérique.
Pas de formes fulminantes.
Passage à la chronicité fréquent (50 % des hépatiques C), avec risque de cirrhose (20 %) ou d'hépatocarcinome.
Les anticorps sériques apparaissent 3 mois après la contamination.
La détection de l'ARN du HCV sert à la décision et à la surveillance du traitement.

Tableau 3

	ELISA	RIBA	ARN-HCV	Transaminases
Hépatite C chronique	+	+	+	Élevées
Hépatite C guérie	+	+	–	Normales
Faux positif	+	–	–	Normales

• Hépatite D ou Delta

Le virus Delta utilise l'enveloppe du virus de l'hépatite B. Il ne peut survenir que **chez les patients porteurs de l'antigène HBs :**

- infection simultanée : risque d'hépatite fulminante majoré de 10 à 20 fois ;
- surinfection chez un patient porteur chronique de l'antigène HBs : augmentation du risque d'évolution vers une hépatite chronique active et/ou une cirrhose.

Diagnostic d'hépatite B-delta sérologique.

• Hépatite E

Sujets revenant d'Asie du Sud-Est, d'Inde, d'Afrique, d'Amérique centrale ou du Moyen-Orient.
Contamination par voie entérale.
Se manifeste par un ictère.
Évolution en règle générale bénigne.
Pas d'évolution vers la chronicité.
Formes graves ou fulminantes : femme en fin de grossesse.
Diagnostic : notion de voyage et sérologie (Anticorps anti-HEV).

• Hépatite G

Virus découvert en 1996.
Serait transmis par voie sanguine (transfusés et toxicomanes IV).
Se rencontre **chez les porteurs d'hépatites C aiguës ou chroniques.**
Rôle pathogène incertain.
Diagnostic sérologique.

Tableau 4 : Tableau de synthèse

	A	B	C	D	E
Virus	Picornavirus ARN sans enveloppe	Hépadnavirus ADN avec enveloppe	Flavirus ARN avec enveloppe	Virdide ARN (+ ag HBS)	Calicivirus ARN sans enveloppe
Contamination	Aliments et boissons souillés	Sang, sécrétions sexuelles, salive	Sang, sécrétions sexuelles	Sang, sécrétions sexuelles	Aliments et boissons souillés
Virémie	Brève	Prolongée ou chronique	Prolongée ou chronique	Prolongée ou chronique	Brève
Virus dans les selles	Oui	Non	Non	Non	Oui
Evolution chronique	Non	10 % des adultes 90 % des nouveau-nés	50 %	80 % si surinfection	Non
Vaccin	Oui	Oui	Non	Non	Non
Prévention	Hygiène Vaccin IG spécifiques	Vaccin Dépistage des dons du sang IG spécifiques	Dépistage des dons du sang	Vaccin hépatite B	Hygiène

3.2 Diagnostic

Évoqué devant :
- un ictère ;
- des signes fonctionnels (asthénie, anorexie, nausées, douleurs de l'hypochondre droit).

Signes parfois précédés par un état fébrile, des céphalées, des arthralgies, des myalgies, une urticaire.

Examen clinique : normal en dehors d'une légère hépatomégalie sensible.

Diagnostic confirmé par la présence :
- d'une cytolyse avec élévation des transaminases (ASAT et ALAT > 5 fois la normale et ALAT > ASAT) ;
- d'une cholestase (élévation des phosphatases alcalines et de la bilirubine conjuguée).

3.3 Bilan

Antécédents et facteurs de risque :
- infection sexuellement transmissible (IST) ;

- toxicomanie ;
- antécédents de transfusion, de contage alimentaire ;
- données familiales ou professionnelles ;
- existence de voyages, etc.

Bilan biologique :
- NFS ;
- plaquettes ;
- TP ;
- glycémie ;
- urémie ;
- créatininémie ;
- transaminases.

Recherche des signes de gravité :
- clinique avec désorientation temporo-spatiale du sujet, *flapping tremor* et syndrome hémorragique cutanéo-muqueux ;
- biologique avec l'albuminémie < 30 g/L, TP < 30 % et fibrinogène < 1 g/L.

3.4 Traitement

Symptomatique.

3.5 Soins infirmiers spécifiques

• Éviter la contamination

Isolement septique *(voir page 146).*

• Confort et conseils

Arrêter l'alcool et/ou toute molécule hépatotoxique.
Automédication (aspirine, paracétamol) interdite.
Préciser que l'évolution est le plus souvent favorable.
Fatigue logique dans cette pathologie et peut durer.

Asthénie :
- respecter le repos du patient : regrouper les soins, l'aider à la toilette et aux repas ;
- si inversion du cycle diurne/nocturne (somnolence le jour et agitation et anxiété la nuit) prescription de somnifères associés ou non à un anxiolytique ;
- suspecter une possible dépression.

Ictère : coloration jaune de la peau et des conjonctives, urines foncées, selles décolorées, prurit important associé à une éruption cutanée :
- placer un cerceau dans le lit ;

- proposer un savon surgras pour la toilette, couper courts les ongles du patient ;
- réaliser les prescriptions de colestyramine, antihistaminiques, anxiolytiques.

Myalgies : proposer :
- des changements de position fréquents ;
- des antalgiques ;
- des massages, bouillotte ou vessie de glace.

Alimentation :
- consistante et légère (inappétence) ;
- consulter ses goûts et ses habitudes ;
- surveiller régulièrement le poids.

Hydratation :
- faire beaucoup boire le patient (boissons à base de cola) ;
- nausées : traitement antiémétique ;
- cas extrême : perfusion.

Élimination :
- au début : oligurie avec urines foncées et constipation avec selles « mastic » ;
- surveiller la reprise de la diurèse et du transit.

• Surveillance

Suivi clinique

Prendre les constantes :
- pouls ;
- pression artérielle ;
- température ;
- état de conscience ;
- poids ;
- diurèse ;
- selles ;
- état cutanéo-muqueux ;
- évaluation de la douleur ;
- évaluation de l'asthénie.

Suivi biologique

NFS.
Hémostase.
BES.
BHC.
Sérologies.

• Signes de gravité

Insuffisance hépatocellulaire :
- obnubilation, désorientation, agitation, prostration, *flapping*, transpiration, haleine fétide (coma hépatique) ;
- syndrome hémorragique cutanéo-muqueux (épistaxis, gengivorragies, pétéchies, hématomes) ou digestif (urine, selle, hématémèse) ;
- douleurs abdominales (cholangite, cholécystite).

• Sortie et prophylaxie

Importance du suivi à long terme (dépistage rapide d'un passage à la chronicité).
Proposer les moyens de prévention.

4. Forme asymptomatique

Fréquente.
Anictérique, rechute aux seules manifestations extrahépatiques, toujours une élévation des transaminases.
Peut passer inaperçue.
Découverte fortuite à l'occasion d'un bilan.

5. Hépatite fulminante

Rare.
Réalise une insuffisance hépatocellulaire majeure.
Traitement symptomatique :
- lutte contre l'œdème cérébral ;
- lutte contre l'hypoglycémie ;
- lutte contre le collapsus ;
- contrôle de la diurèse ;
- lutte contre les troubles de l'hémostase.

Seule une greffe hépatique faite en urgence peut sauver les patients en cas de confusion, de coma ou d'une chute du facteur V < 30 %.
Ces patients relèvent de la réanimation.

6. Hépatite chronique

Persistance d'une élévation des transaminases au-dessus des valeurs normales, au-delà de 6 mois.
Une ponction-biopsie hépatique est réalisée en moyenne tous les 6 mois à tous les 2 ans.

6.1 Suivi

La surveillance du patient est :
- clinique ;
- histologique ;
- biologique avec : NFS, hémostase, BES, BHC, ferritine ;
- sérologique et virologique.

6.2 Traitement

• Dans tous les cas

Précautions : dans tous les cas, sevrage alcoolique.
Association interféron alpha-2b et ribavirine *(voir tableau 5)* :
- 5 ou 6 gélules de ribavirine par jour ;
- une injection sous-cutanée de 3 millions d'unités internationales d'interféron alpha-2b, 3 fois par semaine.

Le traitement est, en général, précédé de la prise de paracétamol, environ une demi-heure avant l'injection, en prévention du syndrome pseudogrippal. La prise de paracétamol peut être renouvelé au cours de la journée en cas de besoin (jusqu'à 3 g/jour).
Les injections sont réalisées par l'infirmière dans un premier temps, puis éventuellement par le patient lui-même s'il le souhaite, mais jamais par une tierce personne (risque de contamination). Les aiguilles sont jetées avec précaution, munies d'une protection spéciale, et placées dans un conteneur spécialement prévu à cet effet.

• Particularités

Femme traitée :
- elle pratique un test de grossesse avant le début du traitement (le test doit être négatif) ;
- le test de grossesse est ensuite fait tous les mois puis les 4 mois suivant l'arrêt du traitement ;
- elle choisit une méthode de contraception efficace pendant le traitement et les 4 mois suivants.

Homme traité :
- il choisit une méthode de contraception efficace pendant le traitement et les 7 mois qui suivent son arrêt ;
- sa partenaire féminine effectue un test de grossesse tous les mois pendant le traitement et pendant les 7 mois qui suivent l'arrêt ;
- si sa partenaire est enceinte, il protège tout rapport en cours de grossesse par l'utilisation de préservatifs.

Tableau 5

Type d'hépatite	Indications	Traitement
Hépatites B chroniques actives	Signes histologiques avec cytolyse Ag HBe + et ADN sérique + Absence de cirrhose	L'interféron recombinant alpha 2a ou alpha 2b (3 fois par semaine pendant 4 à 6 mois) arrête dans 50 % des cas la réplication de l'HBV.
Hépatite chronique B-Delta		L'interféron (9 M d'unités, 3 fois/semaine, 48 semaines) entraîne une réponse faible et transitoire.
Hépatites chroniques C	Activité nette à l'histologie Absence de cirrhose Réplication virale	PEG interféron + ribavirine

• Surveillance

Surveillance du traitement par interféron alpha :
- syndrome pseudogrippal, atténué par un traitement au paracétamol ;
- asthénie ;
- troubles neuropsychiques ;
- dysthyroïdie ;
- manifestations auto-immunes, etc.

Surveillance biologique :
- NFS tous les mois ;
- plaquettes ;
- TSH avant le traitement puis NFS-plaquettes tous les mois et TSH tous les 3 mois.

• Critères d'efficacité

L'efficacité thérapeutique est jugée sur la **normalisation des transaminases** (ALAT évaluée tous les mois pendant le traitement, puis tous les 2 mois pendant 6 mois, puis 2 fois par an).

Les marqueurs viraux sont évalués sur la négativation de l'ADN sérique et la séroconversion HBe et HBs pour l'hépatite B, la négativation de l'ARN sérique

(surveillance à 3 mois et 12 mois sous traitement, puis 6 mois après l'arrêt du traitement) pour l'hépatite C.
Dans l'hépatite C, une non-réponse (transaminases inchangées et positivité persistante de l'ARN sérique) après 3 mois de traitement conduit le médecin à informer le patient de la nécessité d'arrêter l'interféron.

6.3 Soins infirmiers spécifiques

• Suivi administratif

Mode ambulatoire sur le long terme. Travail d'organisation et approche relationnelle conséquents.

• Conseils

· ***Familiaux***

Le patient reste contaminant.
Éviter un accident professionnel.
Instaurer les mesures de prévention pour l'entourage en ce qui concerne :
- les blessures ;
- le partage d'objets de toilette ;
- les soins ;
- le don du sang ;
- les tatouages ;
- la prévention des maladies sexuellement transmissibles.

Hépatite B : inviter l'entourage à se faire vacciner.

· ***Cirrhose***

Inciter le patient à :
- éviter tout ce qui est hépatotoxique ;
- arrêter impérativement l'alcool.

Peut garder une alimentation normale.

7. Prévention ////

7.1 Hépatite A

Recommandations aux patients qui voyagent, personnes qui travaillent dans l'industrie alimentaire, ou personnes exposées : mesures d'hygiène (lavage des mains avant les repas).

Se faire vacciner (Havrix 1440®, Avaxim®, Havrix 360®) : deux injections IM, avec un rappel 6 et 12 mois plus tard puis tous les 10 ans.
Concernent également les patients porteurs d'une maladie chronique du foie.

7.2 Hépatite B

Vaccin :
- deux injections à 1 mois d'intervalle, puis une 3e dose entre 5 et 12 mois après ;
- est obligatoire chez tous les personnels soignants ;
- est recommandée dès l'âge de 2 ou 3 mois et dans l'entourage d'un patient porteur chronique de l'Ag HBs ;
- les rappels ne sont pas nécessaires lorsque la vaccination a été réalisée avant l'âge de 25 ans ;
- pour les patients à haut risque : rappel 5 ans après la primovaccination, suivi d'un contrôle sérologique 1 à 2 mois plus tard.

Précautions universelles.
Dépistage des donneurs de sang.
Grossesse : dépistage obligatoire lors du bilan du 4e mois. Si la mère est porteuse, le nouveau-né est protégé par une injection d'immunoglobulines spécifiques et par une première injection de vaccin dès la naissance.
Contamination sexuelle : utilisation des préservatifs.

7.3 Hépatite C

Dépistage des donneurs de sang.
Application des règles de précautions universelles par les personnels soignants.
Décontamination des endoscopes.
Prévention de la contamination par voie sexuelle.

7.4 Hépatite D

Sa prévention est celle de l'hépatite B.

7.5 Hépatite E

Hygiène fécale.

DIAGNOSTICS INFIRMIERS PRÉVALENTS

Hépatite virale aiguë

Fatigue

Déficit nutritionnel

Douleur [aiguë]

Risque d'incapacité (partielle ou totale) d'organiser et d'entretenir le domicile

Manque de connaissances [besoin d'apprentissage] sur le processus morbide, la transmission de la maladie, les exigences du traitement

AU PROGRAMME

ROR : Rougeole, Oreillons, Rubéole

Processus inflammatoire et infectieux

1. Définition

Maladies infectieuses dues au Paramyxovirus.
Elles sont très contagieuses.

2. Transmission/épidémiologie

Contamination par vois aérienne.
Résurgence de cas de rougeole en France chez des adolescents et des adultes jeunes non vaccinés ou n'ayant reçu qu'une seule dose.

3. Clinique

3.1 Rougeole

Conjonctivite, toux, rhinorrhées, fièvre, signe de Köplik (taches derrière les prémolaires), puis éruption cutanée.

3.2 Oreillons

Déformation du visage, fièvre, adénopathies.
D'autres localisations peuvent exister : neuroméningée, pancréatite…

3.3 Rubéole

Souvent inapparente, les éruptions sont fugaces.
On retrouve une fièvre modérée, une adénopathie.

4. Complications

Elles peuvent être très graves ; il n'existe pas de traitement curatif de ces complications. Rares dans les pays occidentaux.

4.1 Rougeole

Surinfection, atteintes neurologiques mortelles.

4.2 Oreillons

Surdité irréversible, diabète, orchite, stérilité.

4.3 Rubéole

Arthrites, atteintes hématologiques et neurologiques.
Conséquences gravissimes chez la femme enceinte non immunisée (malformations fœtales).

5. Diagnostic

Basé sur la clinique et la biologie.
Sérologie.

6. Traitement

Symptomatique : repos, antalgiques, antipyrétiques.
Evitement scolaire.
Isolement possible.

7. Prévention

Vaccin trivalent ROR : à 12 mois puis entre 3 et 6 ans (calendrier vaccinal, *voir page 142*). **Vaccin non obligatoire mais fortement recommandé.**
Contre-indication pour les femmes enceintes ou avec un désir de grossesse (vaccin vivant atténué).

AU PROGRAMME

Varicelle/zona

Processus inflammatoire et infectieux

1. Définition

Provoquée par le virus varicelle-zona ou VZV (groupe des virus herpès) ; c'est une maladie humaine.
Le virus apparaît **lors de la primo-infection : c'est la varicelle ; lorsque celui-ci est réactivé, il s'agit du zona.**
Cette maladie infantile très répandue est généralement bénigne mais peut être grave chez les personnes immunodéprimées.

2. Transmission/épidémiologie

2.1 Varicelle

Contamination par la salive un ou deux jours avant l'apparition de l'éruption cutanée.
95 % des adultes possèdent des anticorps spécifiques au virus de la varicelle.
L'immunité est acquise définitivement après un 1er contact avec le virus.

2.2 Zona

Le virus persiste à l'état latent dans les ganglions sensitifs, il peut se réactiver (VZ réactivé).
On le retrouve le plus souvent chez l'adulte de plus de 50 ans.

3. Clinique

3.1 Varicelle

Après 14 jours d'incubation, apparaissent un contexte fébrile et une éruption prurigineuse maculeuse de topographie diffuse pouvant s'étendre sur le corps entier. Les macules deviennent vésicules puis croûtes. La guérison est spontanée entre 10 et 15 jours.

3.2 Zona

Le zona est unilatéral, les éléments éruptifs sont identiques à ceux de la varicelle, mais ils se limitent au trajet d'un nerf sensitif.
Cette éruption est précédée par des douleurs à type de brûlure et une hypoesthésie cutanée. Les poussées sont successives, étalées sur deux à trois semaines.
Des cicatrices résiduelles existent et présentent une dépigmentation locale.

4. Diagnostic

Il est essentiellement clinique.

5. Complications

Surinfections des lésions de grattage.
Formes graves de varicelle chez les sujets immunodéprimés (SIDA, cancers etc.) : atteinte de plusieurs organes.
Anomalies embryonnaires chez la femme enceinte non immunisée.

6. Traitement

6.1 Symptomatique

Traitement de la douleur.
Traitement des lésions de grattage : antihistaminique.
Antiviral dans les formes graves, dans les zonas ophtalmiques et chez les personnes immunodéprimées.
Si surinfection : antibiothérapie *per os* et IV chez les sujets immunodéprimés.

6.2 Prophylactique

Évitement scolaire jusqu'à guérison clinique.
Isolement en cas d'hospitalisation.
Immunoglobulines spécifiques.

AU PROGRAMME

Syndrome d'immunodéficience acquise (SIDA) Infection à virus de l'immunodéficience humaine (VIH)

Processus inflammatoire et infectieux

1. Épidémiologie

L'évolution de la pandémie d'infection à VIH constitue toujours une situation mondiale particulièrement préoccupante.
En 2008, l'ONUSIDA estime à 33,4 millions le nombre de personnes infectées par le VIH dans le monde : 2,7 millions de personnes se sont nouvellement infectées et 2 millions sont mortes de cette pathologie.
Si la situation de l'Afrique reste catastrophique avec, en Afrique subsharienne, 71 % de l'ensemble des nouvelles infections totalisées en 2008, c'est l'Asie qui occupe la 2e place.
L'épidémie est en expansion en Europe orientale et en Asie centrale (drogues injectables).
En France, on compte 150 000 personnes ; 6 300 cas ont été notifiés en 2008 ; 1 200 cas de SIDA.

2. Définitions

Syndrome : ensemble de signes, de symptômes qui appartiennent à une entité clinique, mais dont les causes peuvent être diverses.
Immunodéficience : insuffisance fonctionnelle du système immunitaire.
Acquise : le SIDA n'est pas une maladie héréditaire mais due à un agent mis accidentellement au contact du malade.

3. Transmission du VIH

À tous les stades, le VIH se transmet d'une personne contaminée à une autre personne.

3.1 Voies de transmission

• Rapports sexuels

Rapports homosexuels ou hétérosexuels : ils sont contaminants si non protégés par l'utilisation correcte de préservatifs (pénétration vaginale ou anale).
La transmission du virus au cours d'un rapport sexuel n'est pas systématique, mais une seule fois peut suffire.

• Contacts sanguins

Touche principalement les toxicomanes s'injectant des drogues par voie intraveineuse au moyen de seringues qu'ils s'échangent.
Concerne également les professionnels de santé en cas d'accident d'exposition au sang ou à des liquides biologiques au cours de soins *(voir page 151)*.

• Transfusions sanguines

Mode de contamination devenu exceptionnel depuis 1985 (mise en place d'un dépistage systématique pour tous les donneurs de sang ; chauffage des produits sanguins ; dépistage systématique pratiqué pour les dons d'organes, de sperme et de lait).

• Voie materno-fœtale

À la fin de la grossesse ou au moment de l'accouchement.
C'est la principale cause de contamination de l'enfant.
30 % des femmes découvrent leur séropositivité lors du contrôle prénatal (proposé mais non obligatoire).
Le taux de transmission du virus est corrélé à l'importance du déficit immunitaire et à la charge virale de la mère. La prévention (prévention de la transmission mère-enfant du VIH ou PTME) se fait par zidovucine (AZT) le plus tôt possible pendant la grossesse et la suppression de l'allaitement : ces mesures permettraient de réduire le risque de transmission du VIH à l'enfant *(voir page 89)*.

3.2 Agents de contamination

• Liquides biologiques

Le virus a été isolé dans de nombreux liquides biologiques (salive, sueurs, larmes, urine, liquide céphalorachidien), mais il est en trop faible quantité pour créer un risque de contamination.

• Objets

Le risque est nul par l'intermédiaire :
- d'objets souillés de salive (cuillères, verres, etc.) ;
- de l'alimentation ;
- des appareils téléphoniques ;
- des toilettes, des piscines et des douches publiques, etc.

• Salive

Aucun cas de transmission par la salive ou par les postillons n'a été observé depuis le début de l'épidémie.

• Vie courante

Il n'y a pas de risque d'être contaminé par :
- des caresses ou des baisers ;
- les poignées de mains ;
- le contact avec les animaux domestiques ;
- les piqûres d'insectes, notamment de moustiques.

Les personnes séropositives et leurs proches peuvent donc mener une vie familiale et professionnelle normale.

4. Physiopathologie

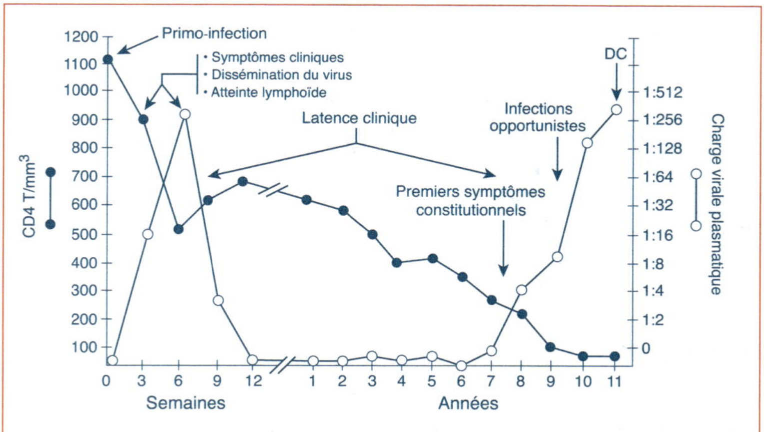

Figure 1 : Histoire naturelle de l'infection part le VIH

Le VIH (virus de l'immunodéficience humaine) a la particularité de s'attaquer au système immunitaire.

Notions essentielles

Pathologies

Connaissances spécifiques

Fiches repères de soins

Calculs de doses

À ce jour, **deux virus** ont été identifiés :
- le **VIH 1 :** responsable de l'immense **majorité des cas** dans le monde ;
- le **VIH 2 : moins agressif**, il est surtout répandu en Afrique de l'Ouest.

Le VIH infecte les lymphocytes CD_4 ou T_4. Il détourne l'activité de ceux-ci à son profit pour se multiplier, ce qui entraîne leur destruction. Les nouveaux virus produits infectent alors à leur tour de nouvelles cellules.
Ce processus conduit, après plusieurs années, à un affaiblissement du système immunitaire. L'organisme n'est plus alors en mesure de pouvoir se protéger efficacement contre certains germes qu'il porte ou qu'il rencontre.

• Primo-infection

Correspond à l'envahissement et l'infection de l'organisme par un microbe pour la première fois. Cette période s'étend de l'entrée du virus à l'apparition de mécanismes immunitaires spécifiques. Cette phase est composée :
- d'une période d'incubation : multiplication des germes ;
- d'une période de séroconversion : réaction inflammatoire avec apparition d'anticorps anti-VIH décelables dans le sang, qui marque le début de la séropositivité.

La charge virale s'élève de manière importante, le nombre de lymphocytes T4 (Lt4) chute, il atteint 500 cellules par μL-1. Cette phase est appelée phase de séroconversion. Elle correspond aux premières semaines après la contamination par le VIH et passe inaperçue. On retrouve des symptômes banals, non spécifiques, aussi divers que la fièvre, des maux de tête, une diarrhée, une éruption cutanée, des douleurs articulaires ou musculaires, etc.

• Phase asymptomatique

Elle peut durer plusieurs années, en moyenne 10 ans. Durant cette phase, les ganglions lymphatiques augmentent de volume, le VIH se réfugie dans les ganglions qui en temps normal jouent un rôle de filtre où les germes sont attaqués et piégés par le système immunitaire.
La charge virale est faible et constante, le nombre de Lt4 est compris entre 500 et 200 μL-1.
Cette phase se manifeste par aucun signe particulier. Elle correspond à la période durant laquelle le système immunitaire parvient apparemment à contrer les effets du VIH.

• Phase symptomatique

Apparition de symptômes comme : amaigrissement, fièvre, enflure des ganglions, fatigue, diarrhées, troubles respiratoires, troubles neurologiques, sueurs nocturnes et infections telles que muguet, zona…

• Phase SIDA

Immunodépression majeure, apparition des infections opportunistes (maladies caractéristiques par leur présentation et ou leur gravité) liées à des micro-organismes qui profitent de l'état défaillant du système immunitaire pour se développer. Le nombre de Lt4 est alors < 200 µL-1.

5. Phase SIDA : infections opportunistes

5.1 Infections microbiennes

Tableau I : Les différentes infections

	Pneumocystose	Toxoplasmose	Candidose œsophagienne
Germes responsables	*Pneumocystiis carinii* (microprotozoaire)	*Toxoplasma gondii* (parasite)	*Candida albicans* (champignon)
Organes atteints	Poumons	Abcès du : – cerveau – cœur – des poumons	Bouche Œsophage Tube digestif
Vecteurs de l'infection		– Consommation de fruits et légumes souillés par la terre ou de la viande mal cuite, – contact avec des chats ou de la nourriture souillée (notamment lors du changement de leur litière)	Le *Candida* est une levure saprophyte des muqueuses de l'organisme
Signes de la maladie	– Fièvre persistante > 38 °C – Toux sèche, essoufflement	– Localisation cérébrale – Fièvre, céphalée, vomissements, encéphalite, déficit moteur ou troubles sensitifs, convulsions	– Plaques blanchâtres dans la bouche, sur la langue et les gencives – Douleur à la déglutition – Perte d'appétit avec amaigrissement
Examens diagnostiques	– Examen clinique – Radio pulmonaire + fibroscopie bronchique + lavage bronchio- alvéolaire (LBA) – Gaz du sang – Taux CD_4 < 200/mm^3	– Scanner cérébral ou IRM (visualisent les abcès) – Taux CD_4 < 100/mm^3	– Examen clinique ORL – FOGD – Colonoscopie

	Pneumocystose	Toxoplasmose	Candidose œsophagienne
Traitement	– Traitement préventif selon niveau immunité (cotrimoxazole ou pentamidine) – Traitement curatif Bactrim® *per os* ou IV ± assistance respiratoire ± corticoïde ± ledufoline – Traitement alternatif : Pentacarinat® IV, atovaquone	– Traitement préventif selon niveau immunité (cotrimoxazole) – Traitement curatif : Adiazine® (8 à 11 cp/jour), Malocid® 1 cp/jour, acide folinique – Traitement alternatif : Dalacine® ou Bactrim® IV – Traitement **à vie** à doses plus faibles (surtout Bactrim®)	– Traitement : antimycosique *per os* (fluconazole – Triflucan®) – Traitement IV si contamination digestive importante et étendue – Pas de traitement d'entretien car risque de développement de résistance au traitement

Tableau 2 : **Les différentes infections (suite)**

	Infection à cytomégalovirus (CMV)	Infections à Mycobactéries atypiques	Cryptosporidose
Germes responsables	– Herpès virus – CMV	*Mycobactérium avium complex* (MAC)	Cryptosporidies (parasites)
Organes atteints	– Œil – Poumons – Cerveau – Tube digestif – Ganglions	Infection disséminée dans l'organisme	– Tube digestif – Voies biliaires
Vecteurs de l'infection			Contamination directe avec une personne ou un animal porteur ou par les eaux ou de la nourriture souillée
Signes de la maladie	– Acuité visuelle diminuée – Toux, essoufflement – Vomissements – Fièvre – Ictère (modification des transaminases) – Troubles digestifs (perte de poids) – Ganglions palpables (douleur)	Signes proches de ceux de la tuberculose : – fatigue – fièvre – toux – perte d'appétit – diarrhée – amaigrissement – sueurs nocturnes	Diarrhées aiguës Formes graves : – diarrhées sévères – douleurs abdominales – anorexie – vomissements

	Infection à cytomégalovirus (CMV)	Infections à Mycobactéries atypiques	Cryptosporidose
Examens diagnostiques	– Atteinte rétinienne : visible au fond d'œil – Atteinte pulmonaire : diagnostiquée par fibroscopie LBA – Atteinte hépatique et digestive : visible à l'endoscopie abdominale, hépatique (PBH) – Atteinte cérébrale : diagnostiquée par TDM cérébrale et IRM – Taux $CD_4 < 50/mm^3$	– Hémocultures répétées – Études sur milieux spéciaux	Examen parasitaire des selles ou examen microscopique d'une biopsie après fibroscopie digestive
Traitement	– Traitement curatif : Cymevan® IV, foscarnet® IV – Traitement long et contraignant 2 × 24 h – Injection intravitréenne – Hebdomadaire – Traitement d'entretien : valganciclovir *per os*	– Traitement curatif : Myambutol, Anzatinine, Amiklin®	– Traitement symptomatique de la diarrhée avec réhydratation et respect de l'équilibre électrolytique et ralentisseur du transit – En hospitalisation ou en ambulatoire

5.2 Maladie de Kaposi

Tumeur très rare en dehors du SIDA. Elle touche surtout les homosexuels. Elle peut prendre deux formes :
- une forme limitée à la peau, taches violettes indolores qui ne démangent pas ;
- une forme plus grave, disséminée qui atteint de nombreux organes.

L'aspect particulièrement visible de cette maladie peut la rendre difficile à supporter sur le plan psychologique.
Des traitements locaux (radiothérapie, intervention chirurgicale, cryothérapie) peuvent éliminer les taches lorsqu'elles ne sont pas nombreuses.

6. Traitement

Il n'existe pas de traitement pour guérir de l'infection au VIH : une personne séropositive est séropositive à vie. Les différents traitements ont pour rôle de bloquer l'évolution du virus dans l'organisme et de maintenir l'équilibre entre la présence du virus dans le corps et le système immunitaire.
Ces traitements ne sont pas anodins ; ils peuvent provoquer des effets secondaires tels que nausées, diarrhées, grande fatigue, etc.

Le commencement d'un traitement est lié à l'état du système immunitaire infecté et est donc **adapté à chaque patient**. Les traitements doivent être réajustés régulièrement par un médecin en fonction de l'évolution de l'état du patient.
Ils interviennent au niveau de la protéase virale et de la transcriptase inverse afin de contrer la réplication du virus.

6.1 Antiviraux

La décision de démarrer un traitement antirétroviral repose sur :
- l'état clinique du patient ;
- le nombre de lymphocytes CD_4/mm^3 ;
- la mesure de la charge virale plasmatique (quantité de virus présente dans le sang).

6.2 Analogues nucléosidiques (ou inhibiteurs nucléosiques de la reverse transcriptase – IN)

Inhibiteurs de la transcriptase inverse. Bloquent la transformation de l'ARN viral en ADN. Ralentissent l'évolution de la maladie.

Code	Dénomination commune internationale	Nom commercial
AZT	Zidovudine	RETROVIR®
DDI	Didanosine	VIDEX®
DDC	Zalcitabine	HIVID®
D4T	Stavudine	ZERIT®
3TC	Lamivudine	EPIVIR®
1592	Abacavir	ZIAGEN®

6.3 Analogues non nucléosidiques (ou inhibiteurs non nucléosiques – INN)

Inhibiteurs de la transcriptase inverse. Agissent sur le virus de la même manière que les analogues nucléosiques.

Code	Dénomination commune internationale	Nom commercial
NVP	Névirapine	VIRAMUNE®
DLV	Delavirdine	RESCRIPTOR®
DMP266	Efavirenz	SUSTIVA®

6.4 Inhibiteurs de la protéase (IP)

Plus connus sous le nom d'antiprotéases.

Code	Dénomination commune internationale	Nom commercial
SQ	Saquinavir	INVIRASE® FORTOVASE®
RTV	Ritonavir	NORVIR®
IDV	Indinavir	CRIXIVAN®
NFV	Nelfinavir	VIRACEPT®
AMP	Amprénavir	AGENERASE®
ABT378	Lopinavir + Ritonavir	KALETRA®

6.5 Associations

AZT + 3TC	COMBIVIR®
AZT + 3TC + Abacovix	TRISIVIR®

6.6 Autres traitements de fond

Hydroxyure	HYDREA®
IL2	PROLEUKINE® MACROLIN®

6.7 Antibiotiques, anticancéreux

Administrés pour prévenir l'apparition de maladies (prophylaxie primaire) pour les traiter.
Risques de rechutes importants lorsque l'immunodéficience persiste.
Prophylaxie secondaire :
- contre les infections : antibiotiques, antimycosiques, antiparasitaires, antiviraux, etc. ;
- contre les tumeurs : chimiothérapie, radiothérapie, etc.

6.8 Axes thérapeutiques

• Restauration de l'immunité

Administration d'immunoglobulines.
Donne quelques résultats positifs.

• Lutte contre les maladies opportunistes

Infection pulmonaire à *Pneumocystis carinii* : antibiothérapie, aérosols de pentamidine et de Bactrim® *per os*.
Cancers, et notamment sarcome de Kaposi : radiothérapie localisée et/ou interféron.
Les maladies récidivantes et présentant plusieurs infections simultanées sont difficiles à contrôler.

• Lutte contre le virus

Le virus est difficile à atteindre sans modifier les fonctionnements normaux de la cellule.
La multithérapie est plus efficace.

6.9 Immunothérapie

• Cadre légal

Prescription datée, signée, qualitative et quantitative, ou protocole écrit, qualitatif et quantitatif, préalablement établi, daté et signé par un médecin.

• Interleukine

Substance plasmatique soluble, sécrétée par les macrophages et certains lymphocytes.
Stimule la prolifération des lymphocytes T cytolytiques dont la multiplication amplifie la réponse immunitaire de l'organisme.
Indications : sujets adultes prenant un traitement anti-VIH et dont les T4 sont inférieurs à 200 et les charges virales inférieures à 500 000 copies.
Effets secondaires :
- syndrome grippal avec frissons, arthralgie, céphalées ;
- manifestations allergiques avec rougeur, éruption ;
- réaction locale avec nodules douloureux au point d'injection ;
- troubles digestifs du type douleurs abdominales, nausées, vomissements ;
- rares troubles psychologiques.

Traitements associés :
- antipyrétique ;
- antalgique ;
- antihistaminique ;
- antiacide gastrique ;
- antiémétique ;
- parfois corticoïde et/ou anxiolytique.

Aldesleukine (Proleukin®)	Injection en SC, 18 millions d'UI Flacon à reconstituer Délivrance hospitalière ATU nominative 4,5 MUI/m^2/24 h en SC, 2 fois par jour pendant 5 jours, toutes les 8 semaines ou 9 MUI/m^2/24h pendant 4 jours
Macrolin®	Injection en SC Délivrance hospitalière ATU de cohorte 4,5 MUI/m^2/24 h en SC, 2 fois par jour pendant 5 jours toutes les 8 semaines

• T-20

Antirétroviral de fusion (empêche le virus de rentrer dans les lymphocytes T4). Réactif à la plupart des VIH résistant aux traitements actuels (patients en échappement thérapeutique).
Utilisé en association avec d'autres médicaments anti-VIH.
Technique :
- deux fois par jour, par voie sous-cutanée, pendant 48 semaines ;
- apprendre au patient à préparer l'injection lui-même et à se l'injecter.

Surveillance : mensuelle, puis tous les deux mois.

7. Rôle infirmier

7.1 Accueil

L'angoisse des personnes atteintes d'infection par le VIH peut être importante. Les conditions d'accueil sont déterminantes.

7.2 Écoute

Acceptation de la maladie.
Stades du deuil décrits par la psychiatre Elisabeth Kübler-Ross : déni (stupeur ou sidération), marchandage, révolte, dépression, puis acceptation.
Se préoccuper de la situation sociale du patient.

7.3 Informations à donner au patient

Rapports avec le corps médical	Avertir son médecin de sa séropositivité, se faire suivre ou entreprendre une surveillance médicale régulière pour : – bénéficier des derniers progrès médicaux – diagnostiquer et traiter toute infection aussi rapidement que possible – être conseillé en cas de voyage (vaccinations et éventuelles contre-indications, poursuite des soins et des traitements) Avertir son dentiste si possible, et plus généralement, toute personne dispensant des soins
Vie quotidienne	Placer, après usage, serviettes hygiéniques et tampons dans des sachets plastiques Avoir des objets de toilette personnels (rasoir, brosse à dents, thermomètre, etc.) En règle générale : – éviter tout contact de son sang avec celui d'autres personnes – ne pas donner son sang – panser toute blessure, jusqu'à cicatrisation complète – nettoyer immédiatement toute surface souillée de sang **Aucune autre précaution particulière n'est nécessaire,** ni pour le linge et les vêtements non souillés, ni pour la vaisselle, ni dans la vie sociale (contacts familiaux, restaurants, piscines, etc.)
Vie sexuelle	**Prévenir son partenaire sexuel** Utiliser des préservatifs pour éviter de contaminer son partenaire, de se réinfecter et de contracter d'autres MST
Maternité	Savoir que, pour une femme séropositive, toute grossesse peut entraîner la contamination de l'enfant à venir L'allaitement et le don de lait sont proscrits
Toxicomanie	Utiliser seringues et aiguilles personnelles

7.4 Accompagnement

• Psychologique

L'infection par le VIH et la gravité ou le pronostic du SIDA sont à l'origine d'inquiétudes multiples.

Rendre accessible, aux personnes qui le désirent, un suivi psychologique ou psychiatrique :

- certains patients ne souhaitent pas informer leur entourage de leur état de santé ;
- d'autres vivent des situations d'isolement.

• Social

Problèmes :
- du respect du droit au travail ;
- de l'accès aux droits sociaux et aux soins ;
- de l'accès au logement ou à l'hébergement ;
- du maintien des ressources.

Faciliter les démarches pour maintenir ouverte la couverture sociale du patient.
Rester en contact avec les assistantes des services sociaux.

7.5 Soins infirmiers

• Prise en charge

Prise en charge difficile et exigeante car elle s'accompagne d'une charge émotionnelle due à la gravité de la maladie et à l'attachement affectif envers des patients souvent jeunes.
La charge en soins augmente avec l'aggravation de la maladie.
Rester centré(e) sur le patient.
S'adapter :
- à son rythme ;
- à sa culture ;
- aux mécanismes de compréhension.

• Suivi

Fièvre	– Changement de linge – Vessie de glace – Administration des traitements antipyrétique et antipneumocystose – Suivi régulier de la prise du traitement à vie pour éviter les rechutes
Mesures d'hygiène de vie et vecteurs	Préciser au patient de : – bien laver les fruits et les légumes – bien cuire les viandes – se laver les mains fréquemment après les actions contaminantes et après le changement de litière d'un chat
Atteintes neurologiques	– Soins de confort et de nursing – Traitements possibles
Mesures d'hygiène et alimentaires	– Prendre avis auprès du diététicien pour conseiller les aliments non irritants pour la muqueuse digestive en fonction des goûts du patient – Éviter tomate, gruyère, chocolat, ananas, etc.

Atteintes candidosiques	– Faire faire des bains de bouche réguliers – Bien se laver les mains avant de manger et après toutes les actions potentiellement contaminantes (W.-C., jardinage, etc.) – Établir une courbe de poids pour évaluer le retentissement de la candidose
Atteintes oculaires	– La cécité est très rare car le suivi des patients par fond d'œil est systématique – Les hospitalisations sont nécessaires pour les traitements IV, mais possibles en ambulatoire (2 fois/j) – Pour le traitement par foscarnet, il est associé une hyperhydratation rendant l'ambulatoire impossible. Il y a aussi un risque d'ulcération urogénitale qu'il faut prévenir par des toilettes intimes fréquentes et après chaque miction
Atteintes par CMV	– Suivi du poids – Aide diététique par compléments alimentaires – Alimentation parentérale (Kabi) si perte de poids importante
Soins en phase aiguë	– Favoriser les soins de confort – Regrouper les soins – Aider aux repas – Suppléer le patient en cas de fatigue intense – Conseils et avis diététiques en cas de répercussion digestive
Diarrhées	Apporter de l'aide par : – des changes fréquents – une déculpabilisation du patient – un isolement entérique – un respect des règles d'hygiène de base (lavage des mains lors des soins ; avant les repas et après passage aux W.-C. par le patient) – un suivi diététique (courbe de poids) – une hydratation *per os* ou en IV – apports d'aliments ralentissant le transit (féculent, riz, etc.)

• Conseils infirmiers

· *Vie sexuelle*

Rappeler au patient qu'il doit éviter tout contact sexuel non protégé avec un partenaire dont il ignore s'il est ou non séropositif.
Conseiller au patient de traiter toute infection sexuellement transmissible (IST).
Informer qu'il est possible depuis juillet 1997 de se voir prescrire, suivant l'avis du médecin, une thérapeutique antivirale prophylactique sur le modèle de la prophylaxie des expositions au sang.

· *Maternité*

Pour les femmes séropositives, la probabilité de donner naissance à un enfant infecté par le VIH est d'environ 18 % dans les pays occidentaux. Mais ce risque est désormais réduit à 5 %, voire moins, si la mère et l'enfant suivent un traitement antirétroviral et s'il n'y a pas d'allaitement maternel.

Avant la grossesse	L'infirmier(ère) rappelle à la patiente qu'un dépistage est recommandé avant toute grossesse, pour la femme comme pour le conjoint, afin qu'ils connaissent l'un et l'autre leur situation vis-à-vis du VIH. Ainsi, en cas de séropositivité de l'un des partenaires, le couple peut décider d'entreprendre ou non une grossesse en étant informé des risques encourus, en l'occurrence : – le risque de transmission entre les deux partenaires au cours des rapports sexuels non protégés ; – le risque de contamination de l'enfant. La décision de grossesse revient à la femme et à son partenaire. L'infirmier(ère), quelles que soient ses convictions, respecte ce choix.
Pendant la grossesse	La transmission du virus à l'enfant peut avoir lieu : – soit en fin de grossesse, par le passage du VIH à travers la barrière ; placentaire au cours des échanges sanguins entre la mère et le fœtus – soit lors de l'accouchement. Aujourd'hui, il est possible de savoir au cours du premier trimestre après la naissance si l'enfant est contaminé. Une femme enceinte qui découvre sa séropositivité peut décider d'une IVG, voire d'une ITG si la grossesse dépasse le terme de 12 semaines. Dans le cas où elle veut poursuivre sa grossesse, l'allaitement est contre-indiqué.

· *Toxicomanie*

Rappeler les règles d'hygiène de base :
- le lavage systématique des mains avant et après l'injection ;
- l'utilisation d'un matériel neuf pour chaque injection (vente libre, en pharmacie ; distribution gratuite par les associations) ;
- la désinfection d'une seringue usagée permet de réduire les risques de contamination.

Ne jamais prêter, emprunter, ni faire circuler une seringue.

Les relations parfois difficiles entre les équipes soignantes et ces patients peuvent être surmontées grâce à des formations spécifiques et l'aide de spécialistes en toxicomanie.

· *Adolescence*

C'est l'âge de la contamination et d'une possible séropositivité.

Délivrer clairement l'information sur le SIDA.

Sous-estimation du risque	La rareté des cas, comme l'activité sexuelle débutante, font dire aux adolescents qu'ils ne sont concernés « pour le moment », ou qu'il suffit de rester entre amis ou entre jeunes pour être en sécurité.
Fragilité de la volonté	Une soirée prolongée, une ambiance propice, la peur de paraître naïf ou infantile, autant de circonstances qui déstabilisent les comportements encore fragiles et font oublier les règles élémentaires de protection.
Toxicomanie	C'est le mode majeur de transmission. On sait que le virus se propage par le partage des seringues. Être toxicomane et être contaminé par le virus du SIDA sont les deux résultats d'un même comportement à caractère suicidaire.

7.6 Prévention en milieu de soins

• Règles d'hygiène de base

Elles suffisent largement.
Elles doivent être généralisées pour tous les gestes de soins, à tous les malades, dans tous les lieux de soins.
L'identification des prélèvements et formulaires à l'aide de signes distinctifs est à proscrire (fausse sécurité et violation du secret médical).

• Précautions générales

Précautions universelles :
- ne pas recapuchonner les aiguilles ;
- ne pas les désadapter à la main ou à la pince ;
- s'interdire de laisser traîner aiguilles et bistouris ;
- utiliser uniquement des conteneurs adaptés ;
- porter des gants s'il existe un risque de contact avec le sang ou d'autres liquides biologiques ou en présence de lésions sur les mains ;
- porter une blouse et des lunettes en cas de risque de projection de sang ou de liquide biologique ;
- se laver les mains avant et après les soins ;
- se désinfecter les mains en cas de souillure avec le sang ou d'autres liquides biologiques ;
- décontaminer les surfaces et les sols souillés ;
- respecter les précautions lors du transport et de la manipulation du sang ou d'autres liquides biologiques.

Connaître les gestes à risque de piqûre et les solutions préventives adaptées.
Disposer de matériels de sécurité adaptés.
Travailler calmement lors de la manipulation de matériels souillés, piquant ou tranchant.
Être protégé(e) contre l'hépatite B (obligatoire pour les soignants).

7.7 Prise en charge de la douleur

Sensation physique et émotionnelle désagréable, en rapport avec une lésion tissulaire réelle et potentielle.
Trois types :
- la douleur nociceptive ;
- la douleur neurogène ;
- la douleur psychogène.

• Cadre légal

Décret n° 2002-194 :
- article 2 : participer à la prévention, à l'évaluation et au soulagement de la douleur et de la détresse physique et psychique des personnes, particulièrement en fin de vie au moyen des soins palliatifs, et d'accompagner, en tant que de besoin, leur entourage ;
- article 7 : entreprendre et adapter les traitements antalgiques, dans le cadre des protocoles préétablis, écrits, datés et signés par un médecin.

Chartre du patient hospitalisé : « Tout établissement doit se doter, après avoir pris en compte la dimension douloureuse, physique et psychologique des patients, des moyens propres à prendre en charge la douleur des patients qu'ils accueillent et intégrer ces moyens dans son projet d'établissement. »

• Douleurs liées au VIH

Quel type de douleur ?

La douleur « symptomatique » :
- c'est une douleur aiguë, le signal d'alarme qui oriente vers un diagnostic ;
- la douleur aiguë disparaît rapidement après suppression de la cause et répond bien aux antalgiques classiques (palier 1 ou 2).

La douleur chronique (plus de trois mois) : c'est une véritable « douleur maladie ». Elle est l'expression soit de l'existence d'une séquelle (lésion nerveuse périphérique ou centrale), soit d'une évolution de la maladie.

Mécanisme de la douleur

L'origine peut être :
- nociceptive ;
- neurogène ;
- psychogène.

Intensité de la douleur

Cette question permet d'évaluer l'intensité de la douleur et d'orienter le choix de l'outil qui sera utilisé.
L'infirmier(ère) tient compte de la situation dans laquelle il(elle) rencontre le patient. Il(elle) choisit, en première intention, une échelle d'évaluation simple, non contraignante et de reproduction facile, afin de permettre une utilisation quotidienne (EVS, EVA, EN). Dans les autres cas, il(elle) utilise les autres échelles multidimensionnelles ou comportementales. Dans ces questionnaires, chaque terme apporte un élément qualitatif de la douleur. Le vocabulaire ne se limite pas aux seuls aspects sensoriels, mais oriente le médecin sur les répercussions affectives, psychologiques et sociales de la douleur.

Localisation des douleurs et rôle infirmier

Douleurs	Particularités	Rôle infirmier
Douleurs de la cavité buccale et/ou œsophagienne	Les candidoses et la colonisation de l'oropharynx ou de l'œsophage par le CMV ou par le virus de l'herpès entraînent des douleurs du type brûlures, picotements.	– Être attentif(ve) à une perte de poids, même minime, et à une perte d'appétit. – S'assurer régulièrement de la bonne santé de la cavité buccale, soit par un interrogatoire, soit par une auscultation si le patient fait état de gêne, de douleurs, de perte d'appétit. – Informer le médecin sans tarder afin qu'un traitement symptomatique et curatif soit mis en place. – Tenir compte de l'importance des bains de bouche : une base isotonique, éviter l'Hextril® (hexétidine) qui agresse les muqueuses, ajouter un antifongique (sur prescription), répéter l'opération après chaque contact avec des aliments. – Réévaluer régulièrement l'efficacité du traitement.
Douleurs osseuses et articulaires Myopathies	Les douleurs rhumatologiques liées au VIH sont fréquentes. La douleur est intense et réfractaire aux AINS. Elles siègent au niveau des grosses articulations et parfois aux épaules.	– Être à l'écoute. Le recueil de données garantit une prise en charge rapide. – Assurer le confort du patient (dans le cas d'un alitement prolongé, mettre en place un matelas à eau anti-escarres). – Évaluer les douleurs et mettre rapidement en place le traitement. – Réévaluer pour vérifier l'efficacité du traitement.
Douleurs cutanées	Ce sont : – les douleurs buccales liées aux candidoses ; – le sarcome de Kaposi ; – la présence d'escarres.	– Favoriser une bonne alimentation pour permettre une conservation correcte des tissus. – Vérifier l'efficacité des traitements. – Mettre en place les traitements symptomatiques prescrits. – Réévaluer.
Douleurs psychogènes	Elles sont liées au stress, à la dépression, aux différentes pertes. Elles sont souvent difficiles à prendre en charge car le patient peut avoir de la pudeur à les exprimer, surtout s'il pense que les infirmiers(ères) ne peuvent rien pour lui.	– Mettre en place le traitement curatif et symptomatique après un recueil de données. – La prescription sera réévaluée sur la base de l'observation infirmière. – Établir un lien de confiance. – Faire preuve de patience et d'humilité. L'écoute active est un des « traitements » de première intention. – Alerter le médecin dès l'apparition d'une perte de sommeil, d'appétit, d'estime de soi, d'une fatigue incompréhensible. – Proposer l'aide d'une psychologue.

Douleurs	Particularités	Rôle infirmier
Neuropathies	Ce sont les névralgies post-zona ou dues aux carences vitaminées (B12). Elles donnent lieu à des sensations désagréables du type brûlures, décharges électriques, élancements. Elles peuvent surgir longtemps après un traumatisme favorisant, alors même qu'il y a cicatrisation. Elles sont déclenchées par des stimuli de faible intensité (frottement du drap, imposition des mains dans un geste de réconfort, etc.).	– Établir un recueil de données précis. – Lors des soins, éviter les gestes brusques, les contacts par pression qui peuvent déclencher des décharges électriques. – Éviter les matelas qui échauffent les tissus en contact avec celui-ci. – Éviter le contact avec les draps (mettre un cerceau à disposition). – Mettre en place les traitements curatifs et symptomatiques. – Réévaluer.
Douleurs liées aux traitements	De nombreux patients se plaignent de nausées, vomissements, diarrhées, douleurs musculaires, gênes bucco-dentaires. Mais les effets secondaires les plus invalidants, sont les neuropathies, parfois irréversibles.	– Aider le patient à ne pas minimiser ses douleurs. Lui expliquer qu'elles ne sont pas une fatalité et assurer le patient de son soutien et de son écoute. – Obtenir qu'il fasse part de ses difficultés (intérêt d'un partenariat soignant-soigné). – Accompagner dans la prise du traitement : observance et aménagement. – Assurer le suivi du traitement ATV et ATP : alerter le médecin référent dès que des douleurs s'installent. – Mettre en place le traitement symptomatique à prendre son traitement (antidépresseurs cycliques, anticonvulsivants, compléments nutritionnels) et surveiller son suivi.

• Prise en charge

Antalgiques de niveau 1	Non morphiniques
Antalgiques de niveau 2	Opioïdes faibles
Antalgiques de niveau 3	Opioïdes forts

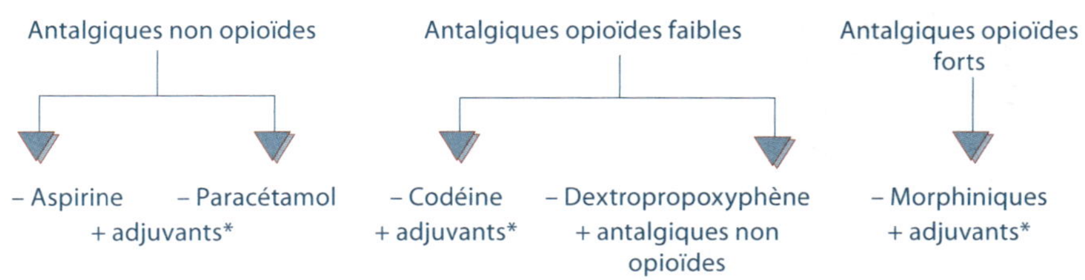

* prescrits en complément dans les syndromes douloureux chroniques, ce sont des psychotropes et des anticonvulsivants.

• Surveillance des effets secondaires des antalgiques

Constipation	Elle est presque systématique, elle implique un traitement prophylactique. Cependant, chez le patient VIH, la morphine peut être prescrite pour combattre une diarrhée profuse. Dans ce cas, l'infirmier(ère) donne une morphine buvable qui nécessite la connaissance des habitudes du patient.
Nausées, vomissements	Ils apparaissent chez deux tiers des patients. Un traitement préventif peut être prescrit. Ils disparaissent dans les trois jours qui suivent la mise en place du traitement.
Endormissement, sédation	Dans le cas de douleurs chroniques, la perte de sommeil et l'installation d'un syndrome dépressif sont des manifestations fréquentes. L'introduction du traitement entraîne une somnolence passagère, qui disparaît en quelques jours. Il est donc nécessaire d'avertir le patient et son entourage car il ne s'agit pas d'un signe d'aggravation de la maladie.
Hallucinations et confusion	Ce sont des effets rares, sauf en cas de surdosage, chez les patients en insuffisance rénale, hépatiques. Ils requièrent de la part de l'infirmier(ère) une évaluation quotidienne et méticuleuse, basée sur le recueil des données de départ (accueil du patient, connaissance du dossier, etc.).
Myoclonies	C'est le signe de surdosage. Ils régressent avec la diminution de la posologie.
Prurit	Il est très rare.

Faire une évaluation quotidienne : vérification de l'efficacité du traitement et de sa tolérance.
Veiller à la prescription de laxatif au besoin.
Faire boire le patient.
Donner une alimentation riche en fibres et des jus de fruits.
Prévenir les effets secondaires.

7.8 Soins palliatifs

• Définition

Soins actifs dans une approche globale de la personne atteinte d'une maladie grave évolutive ou terminale. Leur objectif est de soulager les douleurs physiques ainsi que les autres symptômes, et de prendre en compte la souffrance psychologique, sociale et spirituelle.
Considèrent le malade comme un être vivant et la mort comme un processus naturel.
Cherchent à éviter les investigations et les traitements déraisonnables.
Préservent la meilleure qualité de vie possible jusqu'au décès.
Désignent toute thérapeutique agissant sur le symptôme et non sur la cause.

• Rôle infirmier

Vigilance à mettre en place les traitements.
Rester à l'écoute.
Prévenir les effets de ces traitements contraignants.

DIAGNOSTICS INFIRMIERS PRÉVALENTS

VIH (infection par le)

Incapacité de s'adapter à un changement dans l'état de santé
Manque de connaissances [besoin d'apprentissage] sur la maladie, le pronostic et les exigences du traitement

SIDA (syndrome d'immunodéficience acquise)

Risque d'infection évoluant vers la septicémie ou l'apparition d'une nouvelle infection opportuniste
Risque de déficit de volume liquidien
Douleur [aiguë] ou douleur chronique
Déficit nutritionnel
Fatigue
Isolement social
Acceptation de la nouvelle image corporelle
Non observance
Altération des opérations de la pensée ou confusion chronique

Infections bactériologiques ou virales

AU PROGRAMME

Méningite

Processus inflammatoire et infectieux

1. Épidémiologie

La méningite épidémique est liée à une bactérie appelée *Neisseria meningitidis* dont il existe 12 sérogroupes différents, même si les sérogroupes A, B et C, et plus récemment le W135 décrit chez les pèlerins de La Mecque, sont responsables de la majorité des cas.
De portage humain strict, cette pathologie se transmet par la projection directe sur le visage ou via les mains de gouttelettes salivaires et de mucosités du rhinopharynx d'un sujet atteint vers un sujet récepteur. Cette pathologie est très redoutée et représente une **urgence épidémique réelle**. La méningite à méningocoque affecte environ 1,2 million de personnes chaque année avec un nombre de décès estimé à 135 000. Sa létalité varie entre 5 et 10 % selon les statistiques. On estime qu'un cinquième des patients survivants gardera des séquelles neurologiques.
L'Afrique subsaharienne est la région la plus concernée par cette pandémie.
L'OMS a créé en 1997 une réserve internationale de vaccins et d'antibiotiques.
En France, 669 cas ont été déclarés en 2001.

2. Définition

Inflammation des méninges, conséquence d'un agent infectieux (bactérien ou viral).

3. Méningite bactérienne

3.1 Clinique

Atteinte sévère de l'état général avec fièvre, fatigue, anorexie, vomissements en jet.
Syndrome méningé :
- céphalée violentes : exagérées par la lumière (photophobie) ;
- raideurs méningées : flexion de la tête sur le thorax douloureuse ;
- vomissements en jet.

Complications infectieuses, attestant l'extension du processus dans l'encéphale :
- troubles de la conscience ;
- signes de localisation qui évoquent la constitution d'un abcès cérébral ;
- convulsions.

Complications mettant en jeu le pronostic vital :
- état de choc septique ;
- purpura ;
- détresse respiratoire.

3.2. Trois phases

• Phase d'incubation

L'agent pathogène est logé principalement dans la région des glandes lymphatiques et se multiplie ; cette phase est généralement asymptomatique.

• Phase de propagation

L'agent pathogène se propage dans l'organisme. Apparaissent les premiers symptômes : asthénie, hyperthermie.

• Phase de défaillance des organes

Le liquide céphalorachidien infecté provoque un œdème et une inflammation méningée.

3.3 Diagnostic

Ponction lombaire :
- avant tout traitement antibiotique ;
- montre un liquide céphalorachidien trouble, purulent ;
- mise en culture.

Scanner en cas de troubles neurologiques.

3.4 Germes en cause

Méningocoque :
- responsable du quart des méningites ;
- il se développe surtout dans les collectivités.

Staphylocoque colibacille : chez le nourrisson.
Pneumocoque : peut provoquer une méningite à la suite d'une infection pulmonaire ou d'une otite.

***Haemophilus influenzae* :** souvent responsable d'otites et de sinusites mais aussi de septicémies et de méningites graves.
***Listeria* :** elles se rencontrent surtout chez les sujets immunodéprimés et les femmes enceintes.
***Mycobacterium tuberculosis* :**
- il peut également provoquer des méningites, plus difficiles à diagnostiquer ;
- les méningites tuberculeuses évoluent sur une longue période et ne présentent pas toujours de signes précis de localisation en dehors de l'atteinte de l'état général (fièvre, amaigrissement) ;
- le diagnostic se fait sur la ponction lombaire et avec la recherche d'autres signes d'atteinte tuberculeuse.

3.5 Traitement

Antibiotiques (pénicilline, céphalosporine de 3e génération), selon le germe suspecté et l'antibiogramme.

3.6 Prophylaxie

Vaccination antiméningococcique : 3 vaccins disponibles :
- vaccin conjugué contre le méningocoque de sérogroupe C ;
- vaccin contre les méningocoques des sérogroupes A + C ;
- vaccin tétravalent contre les méningocoques des sérogroupes A, C, Y et W135, réservé aux centres agréés de vaccination.

La vaccination est recommandée de façon systématique chez les nourrissons à partir de 12 mois, enfants, adolescents et adultes jeunes (calendrier vaccinal 2010) :
- 1 injection chez les enfants de plus d'un an, les adolescents et les adultes jeunes ;
- 2 injections chez les nourrissons de 2 mois à 12 mois (+ rappel entre 12 et 24 mois).

Antibiotiques (rifampicine, 20 à 40 mg/j pendant quatre jours) en cas de possible contagion. Ceci n'est en aucun cas une mesure de vaccination.

4. Méningite virale

4.1 Clinique

Céphalée intense, fièvre à 40 °C et syndrome méningé.
Chez le nourrisson :
- refus alimentaire ;

- pleurs inexpliqués ;
- apathie et somnolence ou agitation anormale ;
- hostilité et changement de comportement.

4.2 Diagnostic

Ponction lombaire : liquide clair dans lequel seuls les lymphocytes sont aug-mentés.

4.3 Étiologie

Il s'agit le plus souvent de maladies virales banales, où la méningite est une complication : oreillons, mononucléose, varicelle, rubéole ou encore infection par un virus Coxsackie qui est en général à l'origine d'infections pulmonaires.

4.4 Prévention

Isolement.
L'entourage reçoit des antibiotiques, des gammaglobulines préventives ou bénéficie de vaccins spécifiques (méningocoque, grippe, oreillons, rougeole).
Le vaccin anti-*Haemophilus B* est conseillé chez le nourrisson. Il existe en association avec les vaccins obligatoires. Une injection unique le protège donc contre les cinq maladies.

5. Traitement

Sur prescription médicale.
Selon le virus en cause :
- méningocoque : bétalactamines IV, décontamination pharyngée du patient et de son entourage: Rifampicine® ;
- pneumocoque : pénicilline ;
- *Haemophilus influenzae* : antibiothérapie et courte corticothérapie pour baisser l'inflammation du LCR ;
- listéria monocystogène chez femmes enceintes et personnes à risque : traiter pour éviter l'avortement et permettre un accouchement précoce ;
- virus herpès : antirétroviraux.

Figure 1 : Les méningites et le liquide céphalorachidien

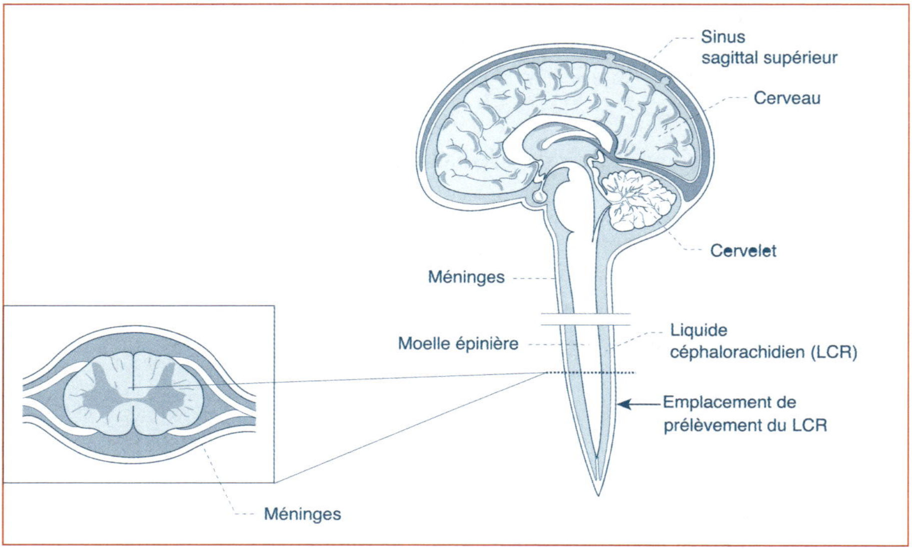

6. Soins infirmiers spécifiques

6.1 Soins de confort

Installer le patient dans le noir à cause des photophobies (douleurs ophtalmiques dues à la lumière).
Mettre en place un isolement adapté.
Informer la famille et l'inciter à suivre le traitement antibiotique préventif.

6.2 Examens

Ponction lombaire : réalisée en urgence.
Autres examens :
- trois hémocultures ;
- diverses sérologies : VIH, tuberculose, oreillons, grippe, virus intestinal, etc. ;
- récupérer les résultats rapidement pour débuter au plus vite un traitement adapté (antibiotiques ou antiviraux).

6.3 Soins généraux

• Équilibre hydro-électrolytique

Sujet sans vomissements :
- proposer une boisson au cola ;
- surveiller le pli cutané et l'état de conscience ;
- peser le sujet deux fois par semaine.

Sujet avec vomissements :
- aider le patient ;
- traitement antiémétique ;
- placer une voie veineuse et une perfusion de réhydratation.

• Fièvre

Découvrir le patient si besoin.
Proposer une vessie de glace.
Surveiller la courbe de température toutes les 6 heures.
Assurer le traitement antipyrétique prescrit et surveille son efficacité.

• Douleur

Repos strict au lit pendant 4 à 6 heures, sans oreiller.
Évaluer la douleur toutes les 4 heures.
Donner au patient les antalgiques prescrits.

• Antibiotiques

Traitement commencé dès que la ponction lombaire a été pratiquée.
Réévalué en fonction de l'antibiogramme ; poursuivi pendant 15 jours minimum :
- AZT ;
- antiviraux ;
- antifongiques.

Surveiller :
- les allergies (éruptions cutanées, rougeur, fièvre, démangeaisons) ;
- les intolérances digestives (nausées, vomissements, diarrhées) ;
- l'état de conscience, les sérologies et les bilans.

6.4 Éducation

Conseiller à l'entourage du patient de prendre les mesures nécessaires :
- vaccination antiméningocoque en cas de méningite méningococcique ;
- vaccination par le BCG en cas de méningite tuberculeuse ;
- vaccination anti-*Haemophilus B* conseillée chez les nourrissons.

DIAGNOSTICS INFIRMIERS PRÉVALENTS

Méningite méningococcique aiguë

Risque d'infection (dissémination ou transmission)
Risque de diminution de l'irrigation tissulaire (cérébrale)
Hyperthermie
Douleur [aiguë]
Risque de trauma ou de suffocation

Infections parasitaires

AU PROGRAMME

Parasitoses

Processus inflammatoire et infectieux

1. Amibiase

1.1 Définition

Parasitose cosmopolite, due à un protozoaire, *Entamoeba histolytica*, qui se trouve dans l'intestin.

1.2 Clinique

Douleurs abdominales, diarrhées douloureuses avec mucus et sang (crachat rectal) : dysenterie amibienne : la destruction de la paroi intestinale peut entraîner la formation d'ulcères. Pas de fièvre.

1.3 Complications

Abcès amibien du foie dont l'issue peut être fatale, abcès aux poumons, plus rarement abcès au cerveau.

Diagnostic :

- amibiase intestinale : examen parasitologique des selles ;
- abcès amibien du foie : NFS avec hyperleucocytose à polynucléose neutrophile et sérologie de l'amibiase positive.

Traitement : antiparasitaire à large spectre : nitro-5-imidazole, 2 g par jour pendant 10 jours, ou Fasigyne®, 2 g par jour pendant 1 à 3 jours.

Prévention : éviter la contamination fécale de l'eau, des aliments, des mains ; éviter les crudités et ne boire que des boissons encapsulées.

2. Giardiase (ou lambliase)

2.1 Définition

Fait partie des vers intestinaux.

Due à un protozoaire (*Giardia intestinalis*) situé dans un organe hôte : l'estomac.

2.2 Clinique

Douleurs épigastriques après les repas, nausées, vomissements, ballonnement voire diarrhées, perte de poids, faiblesse.

2.3. Transmission

Ingestion d'eau, d'aliments contaminés.
Douleurs épigastriques après les repas.
Diagnostic : examen parasitologique des selles répété au moins trois fois.
Traitement : Peut guérir spontanément. Antibiothérapie : Fasigyne®, 4 comprimés en une seule prise.

3. Vers intestinaux

3.1 Nématodes

- **Définition**

Les nématodes sont des vers de section circulaire, à symétrie bilatérale, non segmentés et aux extrémités fines et pointues. Ils peuvent mesurer quelques millimètres pour les formes libres, à plusieurs mètres pour les formes parasites.
Un grand nombre de nématodes constitue la plus grande biomasse des sols, joue un rôle important dans l'aération de ces derniers et dans la circulation des matières minérales et organiques.
Les nématodes sont des parasites de végétaux ou d'animaux, dont l'homme, ce qui pose de graves problèmes d'ordre sanitaire, surtout en zone intertropicale.

- **Transmission**

Voie transcutanée en marchant pieds nus dans la terre.

- **Clinique**

Troubles intestinaux, nausées, douleurs abdominales, diarrhées.
Oxyures : prurit anal.

- **Diagnostic**

Examen parasitologique des selles, coproculture, NFS : hyperleucocytose, hyperéosiniphilie.

• Traitement

Flubendazole (Fluvermal®, 2 comprimés par jour, pendant 3 jours) ou albendazole (Zentel®, 1 comprimé en une prise unique).
Complications : appendicite.

3.2 Cestodes (ver solitaire)

• Définition

Les cestodes sont des vers plats vivant dans l'intestin de l'hôte définitif.
Leur corps est segmenté en anneaux qui prennent leur origine au niveau de la tête (ou scolex) puis grandissent, se détachent du corps et finalement sont éliminés dans les selles.
Plusieurs espèces :
- *Taenia saginata*, ou taenia du bœuf (France) ;
- *Taenia solium*, ou taenia du porc (Madagascar, la Réunion et Inde) ;
- bothriocéphale, ou taenia du poisson d'eau douce (Europe du Nord, Suisse, Italie, Japon).

Contamination : aliments peu cuits.

• Clinique

Asymptomatique ou troubles digestifs.

• Diagnostic

Examen parasitologique des selles ; scotch-test anal (*Taenia saginata*).

• Traitement

Niclosamide (Trédémine®, 4 comprimés en 2 fois) ou praziquantel (Biltricide®, 1 comprimé en une seule fois).

3.3 Bilharzioses

• Définition

Parasite sanguin de l'abdomen, vers (ou schistosomes du groupe des trématodes) situés dans les vaisseaux de l'intestin et de la vessie.

• Contamination

Larves situées dans l'eau qui piquent les personnes qui se baignent.
L'infection peut être vésicale ou intestinale.

- **Clinique**

Urinaires : hématurie.
Intestinales : diarrhées, douleurs abdominales, nausées, vomissements.

- **Diagnostic**

Examen parasitologique des selles et des urines.

- **Traitement**

Prise unique de praziquantel (Biltricide®, 40 mg/kg).

- **Complication**

Complication hépatique : intervention chirurgicale.

- **Prévention**

Éviter les bains en eau douce (rivières, lacs).

Tableau I : Caractéristiques des différentes bilharzioses

Espèces	Répartition géographique	Mollusque définitif	Hôte	Localisation	Pathogénicité	Complications
Schistosoma haematobium	Afrique, Moyen-Orient	Bulin	Homme	Veine mésentérique inférieure Plexus hypogastrique	Urinaire	Dilatation et sténose urinaires
Schistosoma Mansoni	Afrique, Amérique Amérique du Sud, Antilles	Planorbe	Homme, Rongeurs	Veine mésentérique inférieure Plexus péricolique	Intestinale	Hypertension portale ± tardive
Schistosoma intercalatum	Afrique équatoriale	Bulin	Homme	Veine mésentérique inférieure, Plexus rectal	Rectale	Rare
Schistosoma japonicum	Extrême-Orient	Oncomelania	Homme, Animaux	Veine mésentérique supérieure	Hépatique	Hypertension portale précoce
Schistosoma mekongi	Laos, Thaïlande, Cambodge	Lithoglyphopsis	Homme, Animaux ?	Veine mésentérique supérieure	Hépatique	Hypertension portale précoce

4. Filarioses

4.1 Définition

Vers qui vivent chez l'être humain, ils s'installent dans le système lymphatique.

4.2 Transmission

La maladie est transmise par des moustiques qui, en piquant des personnes infestées, ingèrent les microfilaires qui se développent dans leur organisme et atteignent le stade infectant, d'ordinaire en 7-21 jours. Les larves migrent alors vers les pièces buccales du moustique, prêtes à pénétrer dans la peau par effraction à la suite de la piqûre du moustique, complétant ainsi le cercle.

4.3 Clinique

Lymphœdème et éléphantiasis.
Fièvre, arthralgies, manifestations respiratoires asthmatiformes.

4.4 Diagnostic

Recherche de présence d'antigènes dans le sang.
Hyperéosinophilie sanguine.
Anticorps par immunoélectrophorèse, immunofluorescence indirecte, ELISA.

4.5 Traitement

Trois médicaments sont microfilaricides :

- diethylcarbamazine (DEC) : Notézine®. microfilaricide : comprimés à 100 mg ; posologie : 6 mg/kg/j en prise unique, 4 cures trimestrielles, effets secondaires : prurit, manifestations allergiques ;
- ivermectine (IVR) : Mectizan® ou Sromectol®, microfilaricide ; posologie : 200 à 400 μg/kg en 1 prise, tous les 6 mois ;
- albendazole : Zentel®, microfilaricide ; posologie : 400 mg x 2 fois par jour pendant 21 jours.

4.6 Prévention

Protection contre les piqûres d'insectes.

AU PROGRAMME

Paludisme

Processus inflammatoire et infectieux

Le paludisme est une urgence diagnostique et thérapeutique compte tenu du risque imprévisible d'évolution rapide vers un accès pernicieux.

1. Épidémiologie

Pathologie parasitaire, potentiellement mortelle.
Près de 40 % de la population de la planète est exposée à cette pathologie.
En France, 5 000 cas sont diagnostiqués chaque année : c'est le pays le plus touché par le paludisme d'implantation.
Le paludisme entraîne 1 à 3 millions de décès chaque année dans le monde, survenant pour 90 % en Afrique, au sud du Sahara, le plus souvent chez des enfants.
Il entraîne également des séquelles cérébrales chez ceux qui survivent à l'accès palustre.
Les parasites sont devenus au fil du temps de plus en plus résistants aux médicaments utilisés, en particulier pour la chimioprophylaxie des voyageurs allant en zone d'endémie. De plus, les moustiques résistent mieux aux insecticides destinés à les éradiquer. **Il n'existe à ce jour aucun vaccin antipaludéen.**
Un des objectifs des organismes internationaux est de faire reculer le paludisme dans le monde, autour de quatre stratégies :

- l'accès rapide au traitement, spécialement pour les enfants ;
- la mise à disposition de moustiquaires imprégnées d'insecticide ;
- la prévention et le traitement du paludisme chez la femme enceinte ;
- l'intervention sanitaire lors des épidémies.

2. Physiopathologie

Le paludisme est dû à des hématozoaires de type *plasmodium*.

Tableau I : Spécificités des *Plasmodium*

Nom	Répartition géographique	Fièvre	Complications	Traitement
Plasmodium falciparum	Zones tropicales	Tierce maligne (la plus grave)	Accès pernicieux	Malarone Halfan Quinine
Plasmodium vivax	Asie du Sud-Est Amérique du Sud	Tierce bénigne	– –	Nivaquine
Plasmodium ovale	Afrique centrale	Tierce bénigne	–	Nivaquine –
Plasmodium malariae	Zones tropicales (rare)	Quarte bénigne	Néphrite	Nivaquine

Les parasites, ou *Plasmodium*, inoculés par la piqûre des moustiques (anophèles femelles) passent rapidement dans le foie, où ils se multiplient.
Ils gagnent ensuite la circulation sanguine, en pénétrant dans les hématies, où ils se nourrissent d'hémoglobine et se multiplient. Les hématies éclatent alors, et les parasites se répandent dans le sang à la conquête d'autres hématies.
La fièvre correspond à l'éclatement des hématies qui libèrent des substances pyrogènes.

3. Clinique

Incubation minimum : 8 jours.
« Embarras gastrique fébrile », puis accès palustres typiques, qui évoluent en 3 phases, durant environ 1 heure chacune :
- frissons intenses, avec montée progressive de la température ;
- chaleur, avec fièvre à 40 °C, la peau étant sèche et brûlante ;
- sueurs très abondantes, en même temps qu'une chute de la température.

Ils se répètent tous les deux ou trois jours : fièvre tierce ou fièvre quarte.

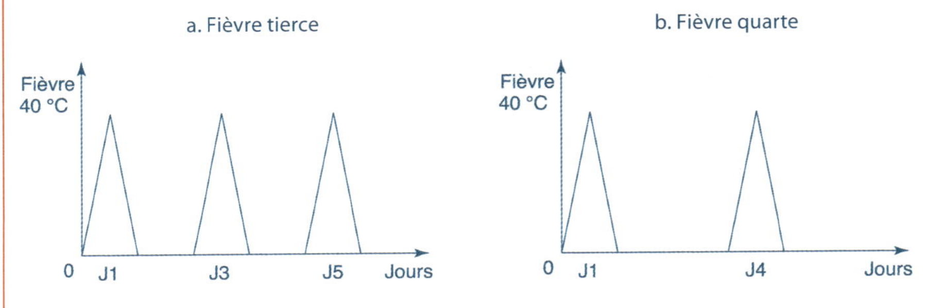

Figure I : Exemple de courbes de température selon le type de fièvre

Sans traitement : accès pernicieux, urgence tropicale, patient fébrile et obnubilé, voire dans le coma.

Tableau 2 : Critères de gravité de l'accès pernicieux (OMS)

. Coma	. Hypoglycémie (< 2,2 mmol/L)
. Convulsions généralisées	. Anémie grave (< 6 g/dL)
. Collapsus cardio-vasculaire	. Oligurie (< 400 mL/j)
. Syndrome hémorragique	. Hémoglobinurie
. Œdème pulmonaire	. Acidose sanguine (pH < 7,25)

- L'obnubilation, une parasitémie à 5 %, un ictère ou une température de 41 °C ne sont pas, considérés isolément, comme des facteurs de gravité.
- En cas de choc anaphylactique à la quinine, peut survenir une « fièvre bilieuse hémoglobinurique » : fièvre, asthénie, lombalgies, ictère, oligurie voire anurie, de très mauvais pronostic.

4. Diagnostic

Il repose sur une conjonction d'arguments :
- épidémiologiques : notion d'un voyage en zone endémique ;
- cliniques : fièvre au retour d'un voyage en zone tropicale ;
- biologiques : présence du parasite dans le sang mis en évidence par le frottis sanguin.

5. Traitement

5.1 Accès simples

Accès simple de paludisme à *Plasmodium vivax*, *Plasmodium ovale* et *Plasmodium malariae* :
- chloroquine ;
- adulte : 500 mg par jour, 5 jours ou 900 mg à J1, 300 mg à J2 et J3.

Tableau 3 : Accès simples dus à *Plasmodium falciparum*

DCI	Nom commercial	Posologies
Atovaquone/ proguanil	Malarone®	4 cp en 1 prise/j × 3 jours.
Halofantrine	Halfan®	2 cp en 3 prises à H0, H6 et H12. En raison d'éventuels troubles cardiaques, il est souhaitable d'effectuer, avant le traitement, un ECG pour éliminer un trouble du rythme (allongement de l'onde QT)

DCI	Nom commercial	Posologies
Quinine	Quinimax®	6 cp/j × 3 à 7 jours, mais il faut prévenir le patient de l'apparition de perturbations auditives
Méfloquine	Lariam®	6 cp en 3 prises espacées de 8 h (3, 2 et 1 cp), mais il faut se méfier de l'apparition de perturbations neuropsychiques, nécessitant parfois un passage en neuropsychiatrie)

5.2 Accès pernicieux

Quinine IV (1,5 mg/kg/j) pendant 5 jours.

6. Examens complémentaires

Frottis sanguin (FS) : goutte de sang étalée sur lame lue au microscope (présence d'un *Plasmodium*).
Goutte épaisse : goutte de sang posée sur lame, défibrinée et séchée pendant 24 heures, puis colorée et lue (confirme le diagnostic de paludisme et permet de suivre l'efficacité du traitement).

7. Rôle infirmier

Surveiller la compliance du traitement, et prévenir les patients des éventuels effets secondaires.
Surveiller, en cas d'accès pernicieux, l'éventuelle dégradation de l'état général, en tenant compte des critères OMS.
Insister sur le respect des mesures préventives.

8. Prévention

Protection contre les moustiques :
- port de vêtements légers, mais longs (surtout au crépuscule) ;
- application de produits répulsifs sur la peau ;
- mise en place de moustiquaires imprégnées d'antimoustique autour du lit ou des fenêtres.

Prise régulière d'une chimio-prévention.

Tableau 4 : Posologie des antipaludiques, selon la région et chimio-prévention choisie

Afrique de l'ouest	Savarine®	100 mg/j dès la veille du départ, pendant tout le séjour, à continuer 1 mois après le retour
Afrique centrale et de l'est **Asie du sud-est** **Amazonie**	Malarone®	1 cp/j dès la veille du départ, à continuer 7 jours après le retour
	Lariam®	1 cp/semaine, à commencer – 10 j et – 2 j avant, à prendre pendant tout le séjour, et à continuer 1 mois après le retour
	Cyclines	100 mg/j dès la veille du départ, pendant tout le séjour, à continuer 1 mois après le retour

DIAGNOSTICS INFIRMIERS PRÉVALENTS

Paludisme
- Douleurs
- Intolérance à l'activité
- Mobilité physique réduite
- Risque de température corporelle anormale
- Fatigue
- Risque de déséquilibre du volume liquidien

Infections fongiques

AU PROGRAMME

Mycose à candidoses

Processus inflammatoire et infectieux

1. Définition

Infection fongique causée par des levures, des champignons, ou saprophyte. Le candidat le plus retrouvé est *Candida albicans*.

2. Localisations

Plusieurs sites peuvent être infectés :

- candidoses cutanéo-muqueuses locales qui envahissent les grands plis : abdominaux, fessiers, buccales (muguet), anales, génitales ;
- candidoses systémiques.

3. Contamination

Candidoses cutanéo-muqueuses liées à la chaleur, l'humidité, la macération.
Candidoses systémiques le plus souvent iatrogènes chez des personnes immunodéprimées, liées à des traitements antibiotiques, des nutritions parentérales, des interventions chirurgicales, etc.

4. Clinique

Candidoses cutanéo-muqueuses : rougeur, douleur prurit.
Candidoses systémiques : aboutissent à une septicémie mettant en jeu le pronostic vital.

5. Diagnostic

Il est basé sur la clinique et les prélèvements :
- candidoses cutanéo-muqueuses : prélèvement cutané ;
- candidoses systémiques : coproculture, hémoculture en cas de septicémie.

6. Traitement

Antifongique fongicide.
Traitement de la septicémie : antibiotiques pendant 15 jours, sans attendre les résultats de l'hémoculture et de l'antibiogramme.

7. Prophylaxie

Hygiène corporelle rigoureuse.
Séchage correct des plis cutanés.
Isolement septique en cas de septicémie *(voir page 146)*.

Autres infections

AU PROGRAMME

Infections sexuellement transmissibles

1. Épidémiologie

D'après l'OMS, **250 millions d'infections sexuellement transmissibles (IST)** surviennent chaque année, avec des conséquences qui engagent le pronostic fonctionnel (stérilité post-salpingite) ou vital (SIDA).
L'incidence des IST a augmenté, en dépit des progrès diagnostiques et thérapeutiques.
Les **facteurs responsables** de cette situation paradoxale sont :
- les modifications du comportement sexuel, dont l'utilisation de moyens contraceptifs ;
- la plus grande variété des pratiques sexuelles ;
- l'apparition de germes moins sensibles aux antibiotiques ;
- le caractère asymptomatique de certaines infections ;
- la mobilité plus grande de la population ;
- la méconnaissance de cette situation ;
- la réticence des patients à se faire traiter.

Le tourisme sexuel est particulièrement important vers des pays où il existe une prévalence élevée d'IST dans les groupes de sujets prostitués.

2. Définition

Une IST (anciennement MST) se transmet par relations sexuelles. Certaines IST se transmettent également par le sang (VIH, hépatites).
Elle peut être due à différents microbes : bactéries, virus, parasites, champignons.
Parmi les IST les plus connues, on peut citer : le VIH *(voir page 76)*, les hépatites B et C, l'herpès, les papillomavirus, les chlamydioses, la syphilis, etc.

3. Signes

Ils sont souvent très discrets voire inexistants.
Les signes les plus fréquents sont : des écoulements, des pertes vaginales importantes et/ou malodorantes, des démangeaisons, des sensations de brûlures en urinant, des boutons, lésions ou ulcérations sur le sexe ou sur d'autres muqueuses (bouche, anus), des douleurs au bas ventre, des saignements ou d'autres manifestations inhabituelles.
Devant ces signes, une consultation médicale s'impose car une IST non traitée peut avoir des conséquences graves (stérilité, cancers…).

4. Diagnostic

Selon les IST, différents examens peuvent permettre le diagnostic :
- examen clinique des organes génitaux ;
- prélèvement local ou cultures ;
- prise de sang.

5. Traitement

La plupart des IST se traitent très bien en quelques jours voire quelques semaines lorsqu'elles sont dépistées à temps.
Avoir une IST augmente les risques de contamination par le VIH car les IST peuvent fragiliser les muqueuses et les rendre plus perméables au VIH. De plus, toute plaie au niveau des organes génitaux favorise la contamination par le VIH.

6. Prévention

6.1 Prévention primaire

Elle repose essentiellement sur le port du préservatif et sur l'information des populations sur les modes de transmission, les symptômes et les complications éventuelles.
L'hépatite B est la seule IST qui peut être prévenue par un vaccin *(voir page 60)*.

6.2 Prévention secondaire

Elle vise à empêcher l'apparition de complications.
Il s'agit du dépistage et du traitement précoces des sujets infectés et de leurs partenaires.

6.3 Organisation de la lutte antivénérienne en France

• Obligations

Le Code de la santé publique prévoit :
- une obligation de traitement ;
- la déclaration obligatoire à l'autorité sanitaire sous une forme différente des autres infections transmissibles. La déclaration simple est anonyme, mais elle peut devenir nominale en cas de refus de traitement ;
- le dépistage systématique de la syphilis (grossesse, premier examen prénatal, don de sang, migrants, assistantes maternelles, avant les greffes ou les transplantations d'organes).

• Dispensaires antivénériens

Consultation gratuite et anonyme pour les patients.
Examens de laboratoire et traitement gratuits.
Placés sous la responsabilité des conseils généraux des départements.

6.4 Prévention du SIDA

Dépistage obligatoire pour les dons de sang et les dons d'organes, de tissus ou de cellules (notamment de sperme).
Un dépistage plus ciblé peut être proposé (consultations prénuptiales, prénatales et postnatales) avec le consentement de l'intéressé(e).

DIAGNOSTICS INFIRMIERS PRÉVALENTS

Infection sexuellement transmissible
Risque d'infection (transmission)
Atteinte à l'intégrité des tissus ou atteinte à l'intégrité de la peau
Manque de connaissances [besoin d'apprentissage] sur la physiopathologie de la maladie, son pronostic, les complications possibles, les exigences du traitement et la transmission

AU PROGRAMME

Toxi-infection alimentaire collective (TIAC)

Processus inflammatoire et infectieux

1. Définition

Apparition d'au moins 2 cas groupés de patients ayant la même symptomatologie digestive dont on peut rapporter la cause à une origine alimentaire commune. **Maladie à déclaration obligatoire.**

2. Épidémiologie

Très fréquentes.
Problème de Santé publique.
Létalité faible.
Peuvent survenir en milieu collectif ou familial (crèches, hôpitaux et restaurants de collectivité).

3. Caractéristiques et principales causes des TIAC

Germes responsables	Durée d'incubation	Mécanisme d'action	Tableau clinique	Aliments responsables
Salmonella typhimurium 1re cause	12 - 24 h	Entéro-invasif	Diarrhée aiguë fébrile Vomissements Douleurs abdominales Coproculture	Restauration familiale Non-respect de la chaîne du froid Œufs et produits à base d'œufs (pâtisseries, mayonnaise) Viandes, volailles, poissons, fruits de mer
Clostridium perfringens	8 - 24 h	Toxinogène	Diarrhée liquide sans fièvre Coproculture	Restauration collective Viandes en sauce

Germes responsables	Durée d'incubation	Mécanisme d'action	Tableau clinique	Aliments responsables
Staphylococcus aureus	2 - 4 h	Toxinogène	Diarrhée liquide sans fièvre Recherche toxine (dans les aliments, selles, vomissements)	Aliments manipulés par les cuisiniers : porteurs sains ou infectés (pâtisseries, salades composées)
Bacillus cereus	1 - 6 h	Toxinogène	Syndrome cholériforme	Riz
Shigella sonnei	24 h	Entéro-invasif	Syndrome dysentériforme	Eau contaminée
E. coli entérotoxinogène	24 h	Toxinogène	Syndrome cholériforme	Eau contaminée
Autres agents : – *Yersinia enterocolitica* – *Vibrio parahaemolyticus* (Japon : poisson cru, crustacés) – *C. botulinum* (conserves, charcuterie artisanale) – Trichinose (viande de porc et cheval)				

4. Physiopathologie

4.1 Infections à germe entéro-invasif

La colonisation et l'ulcération de la muqueuse intestinale entraînent une destruction villositaire importante.

Syndrome dysentérique ou gastro-entéritique avec des selles glaireuses, riches en polynucléaires et parfois sanglantes.

4.2 Infections à germe toxinogène

La toxine entraîne une sécrétion active d'électrolytes et d'eau par les cellules épithéliales de l'intestin grêle.

Diarrhée liquide avec risque de déshydratation.

5. Modalités d'enquête

Éléments cliniques : nom ; âge ; sexe ; heure de début et de fin des symptômes ; description des signes cliniques ; existence d'un diagnostic bactériologique effectué à partir d'un examen de selles ou des vomissements (germe ou toxine).

Dénombrer les cas identiques :
- décrire leur répartition sur une échelle de temps ;
- identifier l'aliment responsable (repas des 3 derniers jours).

6. Brucellose

6.1 Définition

Autres dénominations : fièvre de Malte, fièvre ondulante, mélitococcie.
Zoonose due à un bacille à Gram négatif du genre *Brucella* : *Brucella abortus*, *Brucella melitensis*, *Brucella suis*.
Maladie animale (ovins, caprins, bovins, chevaux, chiens, porcs, animaux sauvages) transmissible à l'homme.
Maladie à déclaration obligatoire.
Maladie professionnelle.

6.2 Transmission

Les animaux excrètent les brucelles par :
- le lait ;
- le placenta lors de la mise bas ;
- les produits d'avortements ;
- les urines qui souillent le sol et éventuellement les eaux où les germes peuvent survivre jusqu'à deux mois.

Contamination :
- par contact direct avec les animaux infectés (éleveurs, bergers, vétérinaires et bouchers) ; porte d'entrée cutanée, muqueuse, digestive ou respiratoire ;
- par ingestion de lait cru, de fromages frais contaminés ou plus rarement de légumes souillés par le fumier.

6.3 Clinique

Septicémie à point de départ lymphatique.
Phase d'incubation : 15 jours à 1 mois.
Phase septicémique : brucellose aiguë avec :
- fièvre typiquement ondulante ;
- sueurs profuses ;
- algies diverses ;
- hépato-splénomégalie ;
- polyadénopathies.

Phase subaiguë : foyers secondaires divers.
La brucellose chronique peut survenir soit rapidement, soit au contraire des mois voire des années après une brucellose aiguë.

6.4 Diagnostic

Direct :
- hémocultures : isolement et identification du germe dans le sang ;
- culture de moelle, de ganglions ou de LCR (plus rare).

Indirect : séro-agglutination de Wright : recherche des anticorps anti-*Brucella* dans le sérum.

6.5 Traitement

Cyclines (antibiotiques).
Rifampicine chez les enfants et les femmes enceintes, en cas de contre-indication aux tétracyclines.
Bithérapie dans les brucelloses aiguës pendant au moins six semaines.

6.6 Prévention

Individuelle :
- désinfection soigneuse des mains ;
- précautions diverses (port de gants par exemple).

Pasteurisation : concerne les produits laitiers.
Prophylaxie de la maladie animale :
- dépistage et éradication des animaux malades ;
- vaccination des jeunes animaux.

7. Listériose

7.1 Définition

Infection alimentaire se manifestant chez l'adulte par une septicémie ou une infection du système nerveux central.
Agent pathogène : *Listeria monocytogenes*, bacille à Gram positif :
- multiplication à basse température (4 °C) ;
- résistance à de nombreux agents physiques et chimiques.

Réservoir : milieu extérieur (eaux, sol, plantes).

Transmission : par ingestion d'aliments contaminés. La bactérie est sensible à la chaleur. Sa dissémination est favorisée par l'allongement de la chaîne du froid. En France les aliments les plus fréquemment contaminés sont les charcuteries cuites, les produits laitiers, viandes crues, végétaux, poissons ou crustacés.
Maladie rare, à déclaration obligatoire, 1 500 cas recensés en Europe dont 300 en France.

7.2 Signes cliniques

• Chez l'adulte

L'infection peut passer inaperçue.
On peut retrouver un pic fébrile et un épisode pseudo-grippal.

• Chez le nouveau-né

Signes cutanés.
Détresse respiratoire.
Signes neurologiques.

7.3 Formes cliniques

• Listériose fœto-maternelle

Deux premiers trimestres de la grossesse.
Avortement ou naissance d'un enfant infecté, en l'absence de traitement.
Symptomatologie : fièvre d'allure pseudogrippale.

• Listériose néonatale

Granulomatose septique : quatre premiers jours de la naissance, état septique sévère avec conjonctivite, pneumopathie, splénomégalie et parfois méningite.
Méningite aiguë : à la naissance ou quelques jours plus tard ; séquelles possibles (hydrocéphalie).

• Listériose de l'adulte

Bactériémies (rares) : sujets âgés ou affaiblis par une affection préexistante (cirrhose, cancer, hémopathie, etc.) et chez la femme enceinte.
Atteintes neuroméningées :
- méningites pures ;
- méningo-encéphalites ;
- rhombencéphalites.

Formes localisées : endocardite infectieuse, abcès hépatique ou péritonite, etc.

7.4 Diagnostic

Prélèvements : hémocultures, LCR, prélèvements locaux, placenta, nouveau-né (méconium, liquide gastrique, conduits auditifs, etc.).
Examen direct et cultures.

7.5 Traitement

Antibiothérapie bactérienne.
Ampicilline (6-12 g/jour chez l'adulte et 200 mg/kg/jour chez le nourrisson).
En cas d'allergie : triméthoprime-sulfaméthoxazole (Bactrim®).
Durée : 4 à 6 semaines dont 15 jours par voie intraveineuse puis relais par voie orale.

7.6 Prévention

Pour les personnes à risque (personnes âgées, femmes enceintes, personnes immunodéprimées) : respect de la chaîne du froid, éviter la consommation des produits de charcuterie en gelée, rillettes, pâtés, fromages crus, crustacés, coquillages crus.
Bien cuire les aliments d'origine animale, laver les légumes, les aromates.
Séparer les aliments cuits des aliments crus dans le garde-manger.
Respecter l'hygiène des réfrigérateurs.

8. Salmonellose/fièvre typhoïde

8.1 Définition

Maladie bactérienne causée par une entérobactérie : la *Salmonella* (Gram -) qui infecte le tube digestif.
La plupart des épidémies de gastro-entérites collectives sont dues à cette bactérie.
La *Salmonella* se classe en 2 types :

- le plus courant : *Salmonella Enteritidis*, *Salmonella Typhi murium* ;
- plus rares : *S. Thyphi* et *S. Paratyphi* A, B, C, type majeur ayant l'homme pour seul réservoir ; il provoque fièvres typhoïde et parathyphoïde.

Maladie à déclaration obligatoire.
Fréquente dans les pays à faible niveau d'hygiène.

8.2 Transmission

De source animale vers l'homme par l'ingestion d'aliments ou d'eaux contaminées.
Incubation : 12 à 72 heures.

Puis débute une phase aiguë d'une durée de deux jours avec des signes digestifs pouvant être encore présents pendant sept jours.
Prévalence en été : liée à la rupture de chaîne du froid.
Contamination par l'intermédiaire des fèces de malade ou de porteur sain :
- directe : contact avec des selles, mains, linge, aliments ;
- indirecte : eau souillée par des baignades ou ingestion de produits provenant de la mer, des rivières, d'arrosages.

8.3 Clinique

• Phase de salmonellose

Gastro-entérite : les bactéries ingérées en quantité importantes passent dans l'estomac puis arrivent dans les intestins ; elles se multiplient, provoquent une inflammation qui, associée à l'entéro-toxine produite par la bactérie, donnent une altération de l'état général, avec des douleurs abdominales, des diarrhées, de la fièvre, des nausées et des vomissements.

• Phase de fièvre typhoïde

La bactérie traverse la paroi abdominale et passe dans la circulation sanguine, elle peut s'installer sur différents organes : reins, foie, vessie, cœur, articulations On a un tableau grippal brutal : fièvre importante, asthénie, céphalées, insomnie, douleurs abdominales ; puis une phase d'état, avec prostration, obnubilation nocturne, taches maculaires sur l'abdomen.

8.4 Diagnostic

• Coproculture

On recherche des germes pathogènes dans les selles et les identifier.

• Bilan radiologique

L'échographie abdominale vise à obtenir des renseignements sur la morphologie des organes abdominaux : foie, rate, pancréas, aorte, veine cave.

• Bilan biologique

NFS, VS, plaquettes, bilan hépatique, voire hémocultures.
ECBU *(voir fiche 4 page 161)*.

Examen	Résultats
Vitesse de sédimentation (VS)	Normale ou élevée
Leucocytes	Diminués ou augmentés chez l'enfant
Plaquettes	Diminuées parfois
ASAT, ALAT, G-GT, PA, LAH	Augmentées
Sérologie Vidal et Félix	Parfois positives mais interprétation difficile et tardive
Coprocultures	Impératives. Elles sont répétées. Le prélèvement est transporté bien fermé, surplié et signalé.
Hémocultures	Elles se font pendant la 1re semaine avant l'antibiothérapie. Elles sont répétées.

8.5 Traitement

• Gastro-entérite

Rétablissement en quelques jours sans traitement médicamenteux.
Traitement symptomatique : anti-diarrhéiques, anti-spasmodiques, anti-émétiques.
Les enfants et les personnes immunodéprimées peuvent adopter un régime sans fibres ni épices, une réhydratation, une antibiothérapie dans les formes sévères de salmonellose.

• Fièvre typhoïde

Antibiotique	Posologie usuelle
Ofloxacine	200 mg × 2 /j
Ciprofloxacine	500 mg × 2 /j
IV en cas d'intolérance digestive	2 à 4 g/24 heures
Ceftriaxone chez l'enfant de moins de 15 ans	75 mg/kg/j sans dépasser 4 g
Thiamphénicol	Durée de 21 jours

Surveiller les effets secondaires (allergies, intolérance).
Réaliser les traitements antipyrétique, antispasmodique, antalgique prescrits.

8.6 Prévention

• Gastro-entérite

Bien cuire les aliments, conserver les aliments au frais, adopter une hygiène rigoureuse des mains.

• Fièvre typhoïde

La guérison clinique peut être suivie d'un portage persistant (disparaît dans un délai inférieur à 6 mois).

Conseils d'hygiène

La typhoïde est une maladie « des mains sales » : lavage des mains avant toute manipulation alimentaire (en pays d'endémie).
S'abstenir de boire de l'eau non contrôlée et de manger des fruits ou des légumes crus ou froids.

Vaccin

Vaccin polyosidique capsulaire Typhus VI :
- protège contre l'infection à *Salmonella typhi*, et non contre *Salmonella paratyphus* A ou B qui n'ont pas d'antigène V ;
- obligatoire pour les personnels de laboratoire et les militaires ;
- conseillé pour les voyageurs et le personnel de santé ;
- une injection avec un rappel tous les 3 ans ;
- possible à partir de l'âge de 2 ans.

Isolement

Éviter la contamination : isolement à visée entérique *(voir page 146)*.

8.7 Rôle infirmier

• Surveillance

Surveiller les constantes :
- la pression artérielle ;
- la température ;
- le pouls (dissociation pouls/température) ;
- le poids ;
- la diurèse ;
- le nombre et l'aspect des selles.

Vérifier l'état de la peau :
- pli cutané ;
- tache rosée lenticulaire (base du thorax et haut abdomen).

Surveiller l'état de la bouche (langue saburrale, angine de Duguet).

Apprécier :
- l'abdomen, sensible, gargouillant muqueuse rectale irritée, ulcérée avec splénomégalie ou non ;
- l'état de conscience : tuphos (état de prostration, voire d'obnubilation diurne avec insomnie et agitation nocturne).

Évaluer la douleur et l'asthénie.

• Soins de confort

Toilette minutieuse après chaque selle.
Réorganiser les soins : l'état de fatigue nécessite de l'aide.
Mettre régulièrement, un change complet et du linge près du patient.
Aérer souvent la chambre.
Rassembler les soins afin de respecter le repos.

• Alimentation et hydratation

Éviter tout ce qui est irritant.
Adapter le régime en fonction des goûts et des habitudes alimentaires.
Faire boire beaucoup (boisson au cola).
Placer une feuille de réalimentation dans la chambre.
Surveiller le poids.
Pratiquer des bains de bouche si nécessaire.

• Relation

Pratiquer tous les soins avec beaucoup de douceur.

• Surveillance des complications

Digestives	– Hémorragies basses – Perforation avec péritonite
Cardiaques	– Myocardite cliniquement latente. Se voit à l'ECG systématique – Myocardite cliniquement patente avec insuffisance cardiaque, voire choc cardiogénique
Cérébrales	Rares avec encéphalite où le tuphos confine au coma. De pronostic réservé

Surveillance rapprochée au niveau digestif, cardiaque et neurologique.
Participer au traitement adjuvant prescrit :
- une corticothérapie au cas où les signes toxiniques sont majeurs (neurologique, cardiaque) ;
- transfusions en cas d'hémorragies;
- les préparatifs à une intervention chirurgicale en cas de perforations.

• Sortie

Pronostic favorable, mortalité exceptionnelle.
Le traitement antibiotique doit être poursuivi 10 à 15 jours après l'apyrexie.
Sortie et arrêt d'isolement : après 3 coprocultures négatives à 3 jours d'intervalle.

DIAGNOSTICS INFIRMIERS PRÉVALENTS

Salmonellose/fièvre typhoïde
Douleurs
Nausées
Diarrhées
Déficit de soins personnels : se laver/effectuer des soins d'hygiène
Risque de déficit du volume liquidien

AU PROGRAMME

Infections nosocomiales

Processus inflammatoire et infectieux

1. Santé publique

On entend par infection nosocomiale :
- toute maladie provoquée par des micro-organismes ;
- contractée dans un établissement de soins, par tout patient après son admission, soit pour hospitalisation, soit pour y recevoir des soins ambulatoires ;
- que les symptômes apparaissent lors du séjour à l'hôpital ou après ;
- qui n'était ni présente ni en incubation à l'entrée dans l'établissement de soins ;
- que l'infection soit reconnaissable sur le plan clinique ou microbiologique, données sérologiques comprises, ou encore les deux à la fois.

Comme pour toute infection, il existe :
- un réservoir d'agents pathogènes (humain ou environnemental) ;
- des voies de transmission (contact direct ou indirect, air, gouttelettes, véhicule commun) ;
- une porte d'entrée chez le sujet réceptif.

2. Physiopathologie

2.1 Infection exogène

L'agent responsable de l'infection peut provenir d'un autre patient, du personnel ou de l'environnement (transmission croisée).
La principale voie de transmission exogène est **le contact direct par manuportage du soignant lors des soins.**

• Contrôle des réservoirs et des sources

Désinfection ou stérilisation des instruments et appareils médicaux.
Filtration de l'air dans les blocs opératoires ou les secteurs accueillant des patients fortement immunodéprimés.
Surveillance de la qualité de l'eau.

Entretien des locaux.
Traitement des autres patients porteurs.

• Contrôle des voies de transmission

Hygiène des mains avec le lavage ou la désinfection et le port des gants.
Respect des précautions standards pour tout patient.
Respect des précautions pour les patients en isolement septique.
Respect de l'isolement protecteur pour les patients fortement immunodéprimés.
Gestion adaptée des dispositifs médicaux.
Préparation aseptique des perfusions.
Asepsie chirurgicale au bloc opératoire.

• Contrôle de la porte d'entrée

Limiter les manipulations des accès vasculaires, des différentes sondes (urinaire, trachéale, etc.).
Désinfecter la peau ou les muqueuses avec un produit antiseptique avant un geste invasif.
Réaliser une asepsie lors des soins.

2.2 Infection endogène

L'agent infectieux responsable de l'infection appartient à la flore du patient.
La prévention repose sur :
- la désinfection de la peau ou des muqueuses avant tout geste invasif ;
- l'antibioprophylaxie chirurgicale chez certains patients opérés ;
- les prophylaxies antibiotiques, antivirales ou antiparasitaires selon la situation.

3. Organisation de la lutte en France

Chaque établissement de santé doit avoir un comité de lutte contre les infections nosocomiales (CLIN), assisté par une équipe opérationnelle en hygiène hospitalière, chargée de la mise en œuvre du programme d'action défini par le CLIN.
Au niveau interrégional, cinq centres de coordination de la lutte contre les infections nosocomiales (CCLIN) sont principalement chargés de la coordination des actions et de la surveillance épidémiologiques menées par les CLIN.
Le Comité technique des infections nosocomiales (CTIN) définit les orientations nationales, en concertation avec le ministère de la Santé.

Certaines infections nosocomiales sont soumises à signalement et doivent être portées à la connaissance de l'ARS (ex-DDASS) et du CCLIN.
Le patient doit être informé sur les risques d'infections nosocomiales (livret d'accueil).

Partie 3

CONNAISSANCES SPÉCIFIQUES

Maladies à déclaration obligatoire

1. Liste 2010

Botulisme.
Brucellose.
Charbon.
Chikungunya.
Choléra.
Dengue.
Diphtérie.
Encéphalopathies : suspicion de maladie de Creutzfeldt-Jakob et autres encéphalopathies subaiguës spongiformes transmissibles humaines.
Fièvres hémorragiques africaines.
Fièvre jaune.
Fièvre typhoïde et fièvres paratyphoïdes.
Hépatite aiguë A.
Infection aiguë symptomatique par le virus de l'hépatite B.
Infection par le VIH, quel qu'en soit le stade.
Infection invasive à méningocoque.
Légionellose.
Listériose.
Orthopoxviroses dont la variole.
Paludisme autochtone.
Paludisme d'importation dans les départements d'Outre-Mer.
Peste.
Poliomyélite.
Rage.
Rougeole.
Saturnisme de l'enfant mineur.
Tétanos.
Toxi-infections alimentaires collectives.
Tuberculose.
Tularémie.
Typhus exanthématique.

2. Démarche

Déclaration rédigée par les médecins et les responsables des laboratoires d'analyses médicales, qui adressent un formulaire au médecin inspecteur de santé publique de l'ARS (Agence Régionale de Santé, ex DDASS) le plus rapidement possible après le diagnostic et menant à :

- des mesures de prévention individuelle et collective ;
- si nécessaire, le déclenchement d'une enquête à la recherche de l'origine de la contamination ou d'un éventuel sujet contact.

Vaccinations

1. Définition

Inoculation, dans un organisme, d'une préparation antigénique qui :
- provoque une réaction immunitaire spécifique, destinée à protéger le sujet contre l'infection naturelle ou à en atténuer les conséquences ;
- réalise une immunoprophylaxie active spécifique de longue durée.

Sur prescription médicale.

2. Réalisation pratique

Vérifier la prescription.
S'informer du mode d'emploi envisagé par le laboratoire.
S'assurer que le médecin a vu l'hémostase.
Vaccins vivants ou atténués (BCG, variole, fièvre jaune) : vérifier que le patient présente une immunité satisfaisante (VIH+ ou VIH-, greffé, traitement immunosuppresseur en cours).
Prévenir le patient des effets secondaires possibles (fièvre, douleur, rougeur, syndrome grippal, etc.).
Indiquer les autres injections nécessaires (quand et où).
Remplir le carnet de vaccinations du patient.
Expliquer les contrôles nécessaires ou possibles (lesquels, quand, pourquoi et où).
Préciser les intervalles nécessaires avant de pratiquer d'autres vaccins.
Choisir un site qui ne sera pas gênant.
Désinfecter et dégraisser la peau.
Pratiquer l'injection.
Protéger ou laisse à l'air libre, selon le produit.

3. Calendrier vaccinal

Voir tableau page suivante.

Dès le 1er mois	• BCG	Réservé aux enfants en milieu à risque, aux parents atteints de tuberculose ou fratrie en Ile-de-France En Guyane, Afrique, Asie
> 2 mois	• Diphtérie, tétanos, polio (DT polio), coqueluche acellulaire (Ca), *Haemophilus influenzae* (Hib) : 3 injections à 1 mois d'intervalle	Seul vaccin obligatoire en France
	• Hépatite B : 2 injections à 1 mois d'intervalle, et la 3e, 6 mois après la 1re	
> 12 mois	• Rougeole, oreillons, rubéole (ROR) : 1re dose	Vaccination associée ROR recommandée pour filles et garçons
	• Hépatite B : 3e injection	
16-18 mois	• Diphtérie, tétanos, polio, coqueluche acellulaire, *Haemophilus influenzae* : 1er rappel	
Entre 3 et 6 ans	• Rougeole, oreillons, rubéole : 2e dose	Cette deuxième dose est recommandée pour tous les enfants
6 ans	• Diphtérie, tétanos, polio : 2e rappel	Obligatoire
	• Rougeole, oreillons, rubéole	Pour ceux qui n'ont rien eu, ou juste une dose auparavant
11-13 ans	• Diphtérie, tétanos, polio, coqueluche acellulaire : 3e rappel	Le rappel tardif de la coqueluche est recommandé pour tous les enfants
	• ROR	Pour ceux qui n'ont rien eu avant, quels que soient leurs antécédents vis-à-vis des 3 maladies
	• Hépatite B	Un rappel si vaccination complète déjà réalisée, sinon vaccination complète
14 ans	Cervarix®	Prévention du cancer du col de l'utérus du aux HPV16 et 18 Recommandé pour toutes les jeunes filles de 14 ans afin de les protéger avant qu'elles ne soient exposées aux risques d'infection par HPV Également recommandé pour les jeunes femmes de 15 à 25 ans n'ayant pas eu de rapports sexuels ou au plus tard dans l'année suivant le début de la vie sexuelle
16-18 ans	• Diphtérie, tétanos, polio : 4e rappel	Obligatoire
	• Rubéole	Pour les jeunes femmes non vaccinées sauf en cas de grossesse

Sérothérapie

Méthode d'immunité passive.
Administration par injection sous-cutanée, intramusculaire ou intrarachidienne d'un sérum immunisant d'origine animale (animal vacciné contre une maladie infectieuse) ou humaine (sérum d'un convalescent d'une maladie infectieuse), pour protéger contre cette maladie (sérothérapie préventive ou séroprophylaxie) ou la traiter (sérothérapie curative).

1. Cadre légal

Prescription datée, signée, qualitative et quantitative, ou en application d'un protocole écrit, qualitatif et quantitatif, préalablement établi, daté et signé par un médecin.

2. Sérums

Assurent une immunité passive immédiate pendant 15 à 21 jours.
D'origine équine (antidiphtérique, vipérin, etc.), humaine (immunoglobulines antitétaniques et rabiques).
Principaux sérums :
- sérum antitétanique purifié ;
- sérum antidiphtérique purifié ;
- sérum antibotulinique ;
- sérum antirabique.

Méthode de Besredka : *voir fiche 7 page 166.*

3. Immunoglobulines humaines polyvalentes ou spécifiques

3.1 Immunoglobulines polyvalentes

Efficaces dans :
- la prévention d'infections récidivantes, en particulier chez les enfants infectés par le VIH ;

- le syndrome de Kawasaki ;
- le purpura thrombopénique secondaire à une infection virale ;
- la prévention de l'hépatite A, lors de séjours en pays d'endémie. Cette indication diminue en raison de l'extension de la vaccination des voyageurs.

Technique :
- injecter le produit par voie intraveineuse lente, avec une tubulure munie d'un filtre ;
- 1 mL/kg/h pendant les 30 premières minutes, puis de 2 à 4 mL/kg/h.

Surveillance :
- pendant la perfusion et jusqu'à une heure après la fin de la perfusion ;
- pouls, pression artérielle, température et diurèse (intolérance, choc anaphylactique ou problèmes rénaux);
- tests sérologiques : vaccins à virus humains inefficaces si pratiqués 15 jours avant et 6 semaines à 3 mois après une perfusion prophylactique

3.2 Immunoglobulines humaines spécifiques

Utilisées :
- à titre préventif, parallèlement à une vaccination (tétanos, hépatite B, rage) ou en l'absence de vaccination (rougeole, varicelle) ;
- à titre curatif, seules dans le tétanos et la diphtérie, ou en association avec un antiviral.

Tableau : Types d'immunoglobulines injectables

Immunoglobulines antitétaniques	Injection strictement IM dans la fesse ou le bras.
Immunoglobulines anti-hépatite B	Injection IM intra-fessière strictement extravasculaire. Perfusion IV à l'aide d'une tubulure munie d'un filtre sans dépasser un débit de 1 mL//kg/h pendant les 30 premières minutes et de 4 mL/kg/h ensuite.
Immunoglobulines antirabiques	Injection strictement IM.
Immunoglobulines anti-Rhésus	Injection strictement IV en 1 fois, sans dépasser 4 mL/min.

AU PROGRAMME

Isolements

1. Isolement septique ou isolement absolu

Encadré par la loi.
Relève d'une prescription médicale.
Ne doit pas être poursuivi au-delà des périodes nécessaires.

Indications :

- patients atteints d'une infection naturellement contagieuse (diphtérie, entérocolite à staphylocoques dorés, rubéole, herpès, CMV congénitaux, pneumopathies sévères à staphylocoques dorés, entérobactéries, coqueluche du nourrisson, maladies rares comme le charbon, la rage, la tuberculose militaire) ;
- patients colonisés ou infectés par un agent infectieux multirésistant aux antibiotiques ;
- patients infectés par un micro-organisme infectieux spontanément non contagieux, mais susceptible de se disséminer dans l'environnement et d'être transmis à d'autres patients lors d'un acte de soins.

Isolement technique :

- chambre individuelle obligatoire ;
- lavage des mains, obligatoire à l'entrée et à la sortie de la chambre et après chaque soin ;
- tenue de protection adaptée au risque (tablier ou surblouse, gants, masque, bonnet ou charlotte, surchaussures) ;
- matériel médico-chirurgical à usage unique ou individualisé ;
- utiliser du linge à usage unique pour tous les soins contaminants (sac à linge dans la chambre) ;
- vérifier l'intégrité des housses protectrices ;
- vaisselle à usage unique ;
- envoyer au laboratoire prélèvements et examens dans les conteneurs hermétiquement fermés sous double emballage plastique.

Soins :

- limitation des allées et venues de l'équipe ;
- limitation des transports du patient ;
- information du personnel et des visiteurs des mesures préventives prises ;

- entretien quotidien des locaux, sauf avec un patient en aplasie (matériel d'entretien dans la chambre) ;
- ne pas faire entrer le dossier de soins dans la chambre (aucun papier ne doit entrer).

2. Isolements relatifs

2.1 Cutané

Évite une infection croisée, par contact direct de lésions cutanées ou d'objets contaminés.

Maladies	Durée de l'isolement
Fièvres hémorragiques africaines	Pendant toute la durée de la maladie
Gale/pédiculose	Jusqu'à 24 h après le début du traitement efficace
Maladies éruptives (pédiatrie)	Pendant toute la durée de la maladie
Herpès	Jusqu'à la formation des croûtes

Mesures spécifiques :
- matériel médico-chirurgical à usage unique et individualisé ;
- masque si changement de pansement et en faisant le lit ;
- port de la surblouse et des gants à usage unique (stériles ou non stériles) ;
- savon antiseptique pour le lavage des mains ;
- pas de contact direct entre la zone infectée et le petit matériel de soins ;
- gants en vinyle pour enlever les pansements souillés.

Mesures d'accompagnement :
- utiliser de préférence du linge à usage unique ou traiter le linge selon le circuit du linge hautement souillé (sac à linge dans la chambre, évacuation en double emballage) ;
- vérifier l'intégralité des housses protectrices de la literie ;
- placer le patient en chambre individuelle ou en cohortage ;
- le dossier patient reste à l'extérieur.

2.2 Entérique/urinaire

Évite la transmission de maladies par contact direct ou indirect avec des matières fécales infectées ou des objets fortement contaminés.

Maladies	Durée de l'isolement
Choléra	Jusqu'à l'obtention de 2 coprocultures négatives
Typhoïde	Jusqu'à l'obtention de 2 coprocultures négatives
Hépatite A	Jusqu'à 7 jours après le début de l'ictère
Amibiase	Jusqu'à la négativité des examens parasitologiques des selles
Diarrhées profuses	Pendant toute la durée de la diarrhée
Cryptosporidiose	Pendant toute la durée de la diarrhée

Mesures spécifiques :
- placer le patient en chambre individuelle ;
- respecter une manipulation protégée (gants à usage unique) pour les soins directs et la manipulation des excréments (selles et urine) ;
- désinfecter de façon pluriquotidienne les sanitaires, les lavabos, et les siphons ;
- veiller à la désinfection systématique du bassin et/ou de l'urinal après chaque utilisation ;
- lavages de mains au savon antiseptique ;

Mesures d'accompagnement :
- vérifier l'intégralité et l'imperméabilité des housses protectrices ;
- s'assurer de la protection de la literie ;
- vaisselle soit à usage unique ou décontaminée après chaque utilisation (par trempage dans de l'eau javellisée) ;
- privilégier le linge à usage unique ou faire suivre au linge sale le circuit linge très souillé en vigueur ;
- le dossier patient reste à l'extérieur.

2.3 Respiratoire

Évite la transmission via les gouttelettes de Pflügge.

Maladies	Durée de l'isolement
Tuberculose pulmonaire	Jusqu'à 2 à 3 semaines de traitement efficace et/ou après obtention de la négativité à l'examen direct des prélèvements bronchiques
Coqueluche	Jusqu'à 7 jours après le début du traitement
Fièvre hémorragique	Pendant toute la durée de la maladie
Pneumocystose	Il n'existe pas actuellement de données scientifiques permettant d'affirmer la contagion. L'infirmier(ère) applique les mesures préventives non spécifiques
Varicelle	Chez l'adulte, pendant toute la durée de la maladie
Rougeole	Chez le sujet immunodéprimé, durant toute la durée de la maladie.

Mesures spécifiques :
- s'assurer que le patient est en chambre individuelle et que la porte reste fermée ;
- aérer la chambre de manière suffisante et systématique ;
- demander à toutes les personnes entrant dans la chambre de porter un masque de soins ;
- informer les visiteurs des consignes à respecter et limiter leur nombre dans la chambre ;
- porter une surblouse, un masque avec visière et des gants en cas de risque de contact avec les sécrétions ou avec les expectorations (obligatoire pour les physiothérapeutes) ;
- veiller au transport et/ou au déplacement du malade en :
  - les limitant ;
  - prévenant les services d'accueil ;
  - demandant au patient de porter un masque de soins.

Mesures d'accompagnement :
- veiller particulièrement aux sécrétions rhinopharyngées :
  - recueil dans un crachoir transparent à fermeture hermétique ;
  - transport au laboratoire sous double emballage ;
- linge souillé : procédure habituelle. Si très souillé : procédure spécifique ;
- vaisselle : procédure habituelle et désinfection à l'eau de Javel ;
- nettoyage et désinfection de la pièce quotidiens ;
- désinfection finale : protocole habituel associé à une désinfection par dispersats ou formolisation.

2.4 Sanguin

Durée : guérison clinique et négativité des examens bactériologiques.

Indications :
- hépatites B et C ;
- HIV/SIDA ;
- syphilis ;
- listériose congénitale ;
- fièvres hémorragiques africaines.

Précautions universelles : *voir page 90.*

3. Isolement protecteur

Protéger du risque de contamination les malades immunodéprimés.
Sont concernés :
- les greffés d'organes et de moelle ;
- les brûlés non infectés ;
- les malades aplasique ;
- les déficits immunitaires transitoires ;
- les malades du SIDA (qui peuvent faire partie des autres isolements en fonction des surinfections).

Indications et durée : agranulocytose (polynucléaires neutrophiles inférieurs à 1 000/mm^3).

Mesures spécifiques :
- chambre individuelle (soit stérile type bulle, flux ou protégée) ;
- chambre préalablement désinfectée ;
- porte fermée ;
- vêtements de protection (masque, surblouse stérile, coiffe, surchaussures) à usage unique ;
- surblouses entreposées à l'intérieur de la chambre ;
- petit matériel de soins (thermomètre, tensiomètre, stéthoscope) individuel ou à usage unique : entre stérile dans la chambre et y reste ;
- visites et transport du patient limités (les visiteurs restent à l'extérieur) ;
- entretien de la chambre : biquotidien, fait en début de circuit ou avec un matériel réservé stérile (ou désinfecté) ;
- les vêtements du patient n'entrent pas dans la chambre.

Mesures d'accompagnement :
- sas d'entrée obligatoire ;
- hotte à flux laminaire (greffe de moelle) ou hotte à pression positive ou à air filtré ;
- patients greffés de moelle : matériel stérile.

Accident d'exposition au sang (AES)

1. Définition

Contact percutané, sur peau lésée ou sur une muqueuse, avec du sang ou une substance biologique contaminés.
Tout liquide biologique peut être contaminant.
Tout accident d'exposition au sang doit faire envisager le risque de transmission du VIH, VHC ou VHB.
La connaissance du statut sérologique du patient-source est primordiale.

2. Facteurs de risque

Ce sont :
- la prévalence de la maladie (proportion de cas existants parmi la population présente au jour fixé) ;
- l'activité professionnelle ;
- la réalisation de gestes à risque.

3. Situations à risque

Un AES peut survenir si :
- soins nombreux ou urgents ;
- interruption intempestive des soins en cours (appel téléphonique, demande de renseignement, etc.).

4. Conduite à tenir *(voir p. 153)*

Nettoyage de la plaie :
- ne pas faire saigner ;
- nettoyer immédiatement la plaie à l'eau courante et au savon ;
- rincer la plaie ;

- désinfecter au Dakin ou à la Bétadine® dermique (ne pas utiliser d'alcool) en immergeant longuement la blessure ;
- laisser tremper au moins 5 minutes ;
- en cas de projection oculaire : laver abondamment, 15 min, à l'eau courante ou au sérum salé isotonique.

Évaluation du risque en visite médicale : évaluer en urgence le risque infectieux (médecin du travail, conseiller médical, médecin responsable des urgences), lié :
- à la profondeur de la blessure ;
- au type d'aiguille : aiguille creuse, plus à risque ;
- statut sérologique du patient : demander une étude sérologique après accord du patient (obligatoire pour le VIH) ; il détermine le suivi clinique et sérologique du soignant exposé au sang.

5. Prophylaxie médicamenteuse

Risque de VIH : prophylaxie par traitement antirétroviral.

6. Déclaration d'accident du travail

Elle doit être faîte :
- dans les 24 heures ;
- confidentialité des données concernant l'identité du patient et l'origine éventuelle de la contamination.

7. Suivi sérologique et clinique

Sérologie VIH avant le 8e jour qui a suivi l'accident.

Si la sérologie est négative, un nouveau suivi sérologique est réalisé au 3e mois et avant la fin du 6e mois qui suit l'accident.

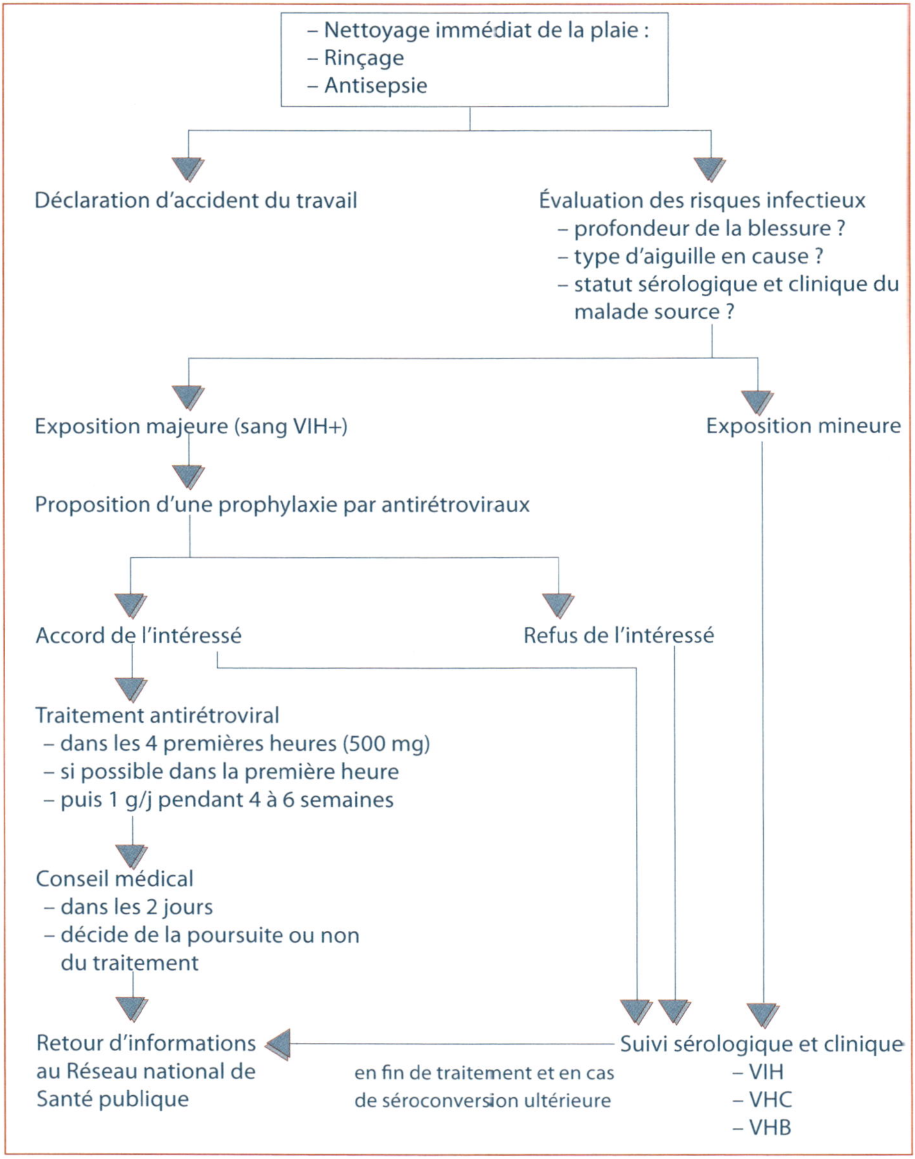

Figure : Conduite à tenir en cas d'accident d'exposition au sang

Partie 4

FICHES REPÈRES DE SOINS

Aérosols

1. Définition

Suspensions stables de fines particules liquides dispersées dans l'air.
Traitements employés en médecine et obtenus à partir de solutions médicamenteuses au moyen d'un générateur propulsant de l'air ou de l'oxygène (antibiotiques, antihistaminiques, corticoïdes) sur prescription médicale.
Aérosols de sérum physiologique simple : rôle propre.

2. Indication

Peut être utilisé dans le cadre de l'application d'un des traitements de maladies opportunistes et le SIDA (par exemple : traitement de la pneumocystose : pentamide 1 fois/mois en aérosol).

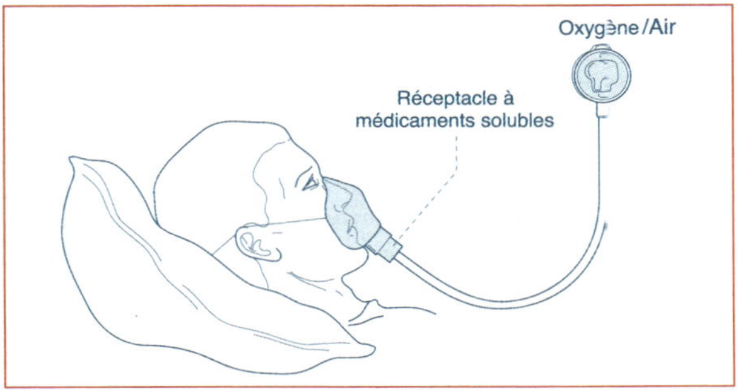

Figure 1 : Aérosol au masque

3. Technique

Installer le patient en position semi-assise, le faire se moucher.
Mettre en route l'aérosol pendant 10 à 15 min ; O_2 réglé au débit de 6 L/min (sans barboteur).
En fin de soins, fournir des mouchoirs au patient (fluidification des sécrétions nasales).

4. Cas particulier : aérosol de pentamidine (Pentacarinat®)

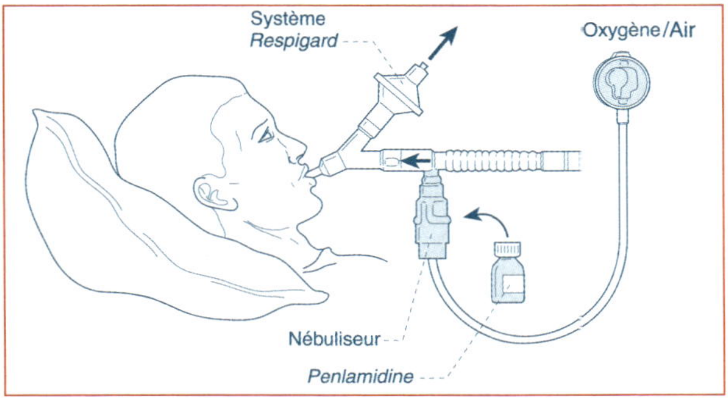

Figure 2 : Aérosol de pentamidine

4.1 Précautions

Infirmières enceintes dispensées (très forte toxicité).
Porter un masque et des gants.

4.2 Technique

Diluer la pentamidine dans 6 mL d'eau stérile (sérum physiologique : précipitations).
Agiter jusqu'à l'obtention d'un liquide homogène et clair.
Utiliser l'appareil prévu pour l'aérosolisation. Le Respirgard® est un appareil à usage unique. Il ne peut être stérilisé. Il comporte un filtre à la sortie du circuit expiratoire.
Faire inhaler au patient 10 minutes avant le début de la séance un bronchodilatateur.
Faire inspirer lentement et profondément le patient par la bouche (par l'embout buccal du Respirgard®). Lui demander de faire une pause en fin d'inspiration puis d'expirer dans l'appareil.
Pour aider l'inspiration par voie buccale, on peut utiliser un pince-nez.
Poursuivre l'inhalation jusqu'à ce que l'appareil ne produise plus d'aérosols. La durée de la séance est de 20 à 30 minutes.

4.3 Cas particuliers

En cas de toux ou de bronchospasme, interrompre la séance et faire inhaler 2 bouffées de bronchodilatateur. Reprendre la séance 10 minutes plus tard avec un débit d'oxygène plus faible (4 L/min).
En cas de maux de gorge, interrompre la séance et faire boire un verre d'eau.
Passer régulièrement pendant toute la durée de l'aérosolisation et vérifier les bonnes conditions de déroulement du soin. Des incidents sont en effet possibles et l'infirmier(ère) laisse donc une sonnette à portée de main du patient.
À la fin de la séance, aérer la pièce.
Stériliser au moins une fois par mois la pièce utilisée pour les aérosolisations.
Le personnel présent au cours des séances d'aérosols doit être suivi régulièrement en médecine du travail avec un contrôle tuberculinique.

Biopsie musculaire et nerveuse

1. Biopsie musculaire

Permet, de préciser l'origine myogène ou neurogène d'une atrophie musculaire et de rechercher des signes de vascularite.
Se pratique au niveau du muscle deltoïde ou du quadriceps.

2. Biopsie nerveuse

Intérêt étiologique : lèpre, sarcoïdose, périartérite noueuse, certaines neuropathies familiales.
se fait en laboratoire spécialisé.

3. Rôle infirmier

Vérifier l'arrêt du traitement anticoagulant avant l'examen.
Préciser au patient que l'examen est souvent douloureux.
S'assurer que le patient se repose 48 heures après l'examen.

Coproculture

1. Définition

Recueil de selles fraîches, sur pot stérile.
Examen direct réalisé à l'état frais, après coloration (bleu de méthylène, coloration de Gram) : hématies, leucocytes et prédominance de la flore.

2. Indications

Ensemencement sélectif : *Salmonella, Shigella, Yersinia, Campylobacter jejuni, Escherichia coli* entéropathogènes.
Recherche de la toxine de *Clostrodium difficile* faite à la demande (colite pseudo-membraneuse).
Coproculture systématique chez le greffé neutropénique devant un déséquilibre de la flore (colonisation d'entérobactéries, de staphylocoques dorés ou de levures).

Examen cytobactériologique des urines (ECBU)

1. Définition

ECBU pratiqué en cas de suspicion d'infection, afin de quantifier et d'identifier des germes présents dans les urines.
Il est effectué également dans les diagnostics différentiels lors d'une fièvre inexpliquée.

2. Contexte clinique

Les principales circonstances de demande d'un ECBU sont :
- la présence de signes cliniques : cystite, pyélonéphrite, prostatite, une fièvre isolée surtout chez le nourrisson, une hématurie, une pyurie, des tests de dépistage positifs ;
- une prescription systématique chez des patients à risque : diabétiques, grabataires, problèmes urologiques, porteurs de sonde, femmes enceintes ;
- un bilan pré-opératoire, un contrôle de traitement.

3. Étapes

Cet examen comprend plusieurs étapes :
- l'examen direct pour rechercher des leucocytes et des bactéries dans les urines ;
- la culture quantitative de l'urine, considérée comme l'examen de référence qui permet un diagnostic de certitude ;
- l'antibiogramme, qui est l'étude de la sensibilité aux antibiotiques de la bactérie responsable, et qui permet d'adapter le traitement.

Il s'agit d'un examen simple à réaliser, mais dont la qualité repose sur le respect d'une méthodologie rigoureuse.

4. Mode de recueil des urines

L'urine contenue dans la vessie est normalement stérile mais elle peut être contaminée lors de la miction par la flore normale qui colonise habituellement l'urètre. Pour limiter cette contamination, on doit recueillir l'urine du milieu de la miction et éliminer celle du début qui aura entraîné la majeure partie des bactéries de l'urètre.
L'urine peut être recueillie à n'importe quel moment de la journée, mais au mieux le matin après que le patient est resté au moins 3 heures sans uriner.

5. Méthode

Effectuer une toilette intime, puis à l'aide de compresses stériles et d'un antiseptique, effectuer une toilette plus minutieuse du gland et de ses annexes chez l'homme, des grandes et petites lèvres chez la femme.
Faire uriner la personne et recueillir des urines **en milieu de miction** dans un pot stérile.
Refermer le flacon, étiqueter le flacon, noter sur le bon d'examen outre les renseignements administratifs de la personne : les données cliniques : fièvre etc., le traitement si antibiothérapie, la date et l'heure du prélèvement.
Chez les personnes porteuses de sonde, effectuer une ponction directe au niveau de la sonde ou au niveau de la chambre à prélèvement si elle existe après une désinfection minutieuse du site, avec du matériel stérile (compresse, aiguille, seringue).

Faire acheminer rapidement le flacon au laboratoire en le conservant dans un sac avec des glaçons. Le flacon peut être conservé dans un réfrigérateur à 4°C pendant 24 heures si le laboratoire n'est pas dans l'établissement.

6. Normes

Leucocytes inférieurs à 10 000/mL, hématies inférieures à 5000/mL, absence de germes.

7. Pathologique

Leucocytes supérieurs à 50 000/mL, hématies supérieures à 10 000/mL, germes supérieurs à 105/mL.

Examen parasitologique des selles (EPS)

1. But

Recueillir les selles dans un pot stérile à coprocultures, 2 ou 3 jours de suite.

2. Précautions

S'assurer auparavant que le patient n'a pas pris de médicaments non résorbables (charbon, huile de paraffine, argiles, etc.).
Veiller à ce que le bon d'examen renseigne sur les résultats de la NFS, les voyages, l'origine du patient, etc.

3. Parasitoses décelables

Examen microscopique, après coloration : amibiases, ascardiases, gardiases, taeniasis, bilharzioses, cryptosporidoses, anguilluloses, microsporidioses.

Hémoculture

1. But

Mettre en évidence des agents pathogènes présents dans le sang circulant (bactéries ou champignons).

2. Principe

Sur prescription médicale renouvelée journellement.
Réaliser le prélèvement avant toute antibiothérapie, lors des poussées fébriles, des frissons ou d'hypothermie (pour les germes à Gram négatif).
Classiquement : 3 hémocultures à quelques heures d'intervalle.
Ne pas surcontaminer un patient avec un geste inadéquat.
Ne pas contaminer le prélèvement avec un germe extérieur.
Travailler dans un environnement propre et non encombré.
Porter une blouse propre.
Mains et poignets lavés, cheveux tirés.
Nettoyer correctement la peau du patient, la rincer et la désinfecter suffisamment.

3. Prélèvements sur voie périphérique

Méthode :
- repérer la veine et installer la protection ;
- enlever les opercules transparents des 2 flacons et les désinfecter avec un antiseptique au minimum 30 secondes ;
- se laver les mains ;
- nettoyer la peau du patient avec un savon, rincer, sécher puis utiliser un antiseptique et désinfecter au moins une minute ;
- préparer l'aiguille, l'adaptateur tulipe et mettre des gants ;
- repérer la veine puis mettre l'antiseptique sur la peau et les gants ;
- piquer en tendant bien la peau ;
- adapter le flacon d'hémoculture vert (culture bactérienne aérobie/anaérobie) en premier, rouge (anaérobie stricte) en second ;
- retirer l'aiguille, la jeter dans le container à aiguille ;
- comprimer quelques instants, nettoyer la zone et mettre un petit pansement ;
- essuyer les bouchons avec une compresse imbibée d'antiseptique, remettre les opercules et jeter les gants et tous les déchets ;
- noter sur le bon d'examen :
  - l'heure ;
  - la température ;
  - le site ;
  - l'existence de frissons ;
  - la demande de recherches particulières ;
  - le numéro de l'hémoculture dans la journée ;
  - l'existence d'un traitement antibiotique (nom du médicament, posologie).

4. Prélèvement par voie centrale ouverte ou non ouverte

Méthode :

- prélever sur le robinet le plus proche du patient ;
- respecter les mêmes conditions d'asepsie que pour une hémoculture normale ;
- mettre un masque au patient ;
- se servir de gants stériles ;
- désinfecter le robinet à l'aide d'un antiseptique et de compresses stériles ;
- utiliser, de préférence, une tulipe (non stérile) avec son adaptateur (stérile) sur lequel s'adapte directement le flacon d'hémoculture en ouvrant le circuit dans le sens patient vers flacon et en arrêtant la ligne. Cette technique réduit les manipulations ;
- rincer la ligne et la partie du robinet sur laquelle on vient de prélever, en arrêtant l'entrée du côté patient ;
- remettre la ligne en fonction ; arrêter le robinet prélevé, ouvrir l'entrée côté du patient ;
- rincer correctement le cathéter ;
- boucher le robinet avec le bouchon stérile et refermer la protection.

5. Prélèvement simultané, en périphérique et voie centrale

Méthode :

- permet de comparer quantitativement le nombre de bactéries ;
- septicémie dont le point de départ est une voie veineuse : à partir du cathéter, 5 fois supérieure à celle retrouvée dans le sang périphérique ;
- réaliser simultanément un écouvillonnage au point de ponction du cathéter.

Méthode de Besredka

1. Principe

La méthode de Besredka est une technique qui consiste à injecter un sérum, en général d'origine animale, **par petite fraction** : ceci pour **éviter un choc anaphylactique**.
C'est une technique qui est de moins en moins utilisée : l'emploi thérapeutique de plus en plus large de sérum humain permet de supprimer les risques de survenue d'accidents sériques.

2. Indication

Pour vérifier la sensibilité.

3. Méthode

Injecter 0,1 mL de sérum sous la peau puis, 15 minutes plus tard, 0,25 mL. S'il n'y a pas de réaction dans le quart d'heure, la dose totale est administrée moitié en SC, moitié en IM.

Ponction-biopsie hépatique (PBH)

1. Principe

Indispensable pour quantifier les lésions hépatiques. Les scores de Knodell ou de Metavir évaluent l'activité inflammatoire et la fibrose. Ils permettent de poser l'indication d'un traitement.

Knodell	Score
Nécrose périportale et nécrose en pont	0 à 10
Nécroses dégénératives intralobulaires et nécroses focales	0 à 4
Inflammation portale	0 à 4
Filarose (?)	0 à 4
Index d'activité histologique	0 à 22

Métavir			
1. Activité virale		2. Fibrose espace porte septa cirrhose	
HC sans activité histopathologique	A0	Ep normaux	F0
HC avec activité minime	A1	Ep élargis sans septa	F1
HC avec activité modérée	A2	Ep élargis avec quelques septa	F2
HC avec activité sévère	A3	Septa sans cirrhose	F3
		Cirrhose	F4

Réalisée :
- soit par voie transpariétale, surtout transthoracique avec ou sans contrôle échographique ;
- soit par voie transjugulaire s'il y a un trouble de l'hémostase, au bloc opératoire.

Risque de la PBH : hémorragique (hospitalisation et surveillance d'au moins 24 heures).

2. Ponction transpariétale

Préparation :
- vérifier que le dossier du patient contient : NFS, plaquettes, bilan d'hémostase normal et récent, échographie abdominale ;
- s'assurer que le patient ne prend pas de traitement anticoagulant (héparine, aspirine, AINS) ;
- s'assurer que le laboratoire est prévenu ;
- demander au patient de vider sa vessie et de prendre une collation s'il est à jeun, car il doit rester quatre heures allongé sans pouvoir se lever.

Déroulement :
- prendre les constantes (pouls, pression artérielle, température) ;
- installer le patient en décubitus dorsal, main droite sous la tête ;
- le médecin pratique la ponction au lit du malade ;
- la douleur est vive mais de courte durée ;
- placer le pansement compressif, avec ou sans application de glace.

Surveillance :
- veiller à ce que le patient reste pendant 2 heures en décubitus droit latéral puis 2 heures allongé ;
- toutes les 30 minutes pendant 4 heures, puis toutes les heures pendant les 4 heures suivantes, puis toutes les 3 heures, surveiller : pouls, pression artérielle, température.

3. Ponction transjugulaire

Prélèvement réalisé en passant par la jugulaire externe.
Même préparation que pour la ponction transpariétale.
Ajouter la préparation pour le bloc opératoire.
Établir la même surveillance que pour la ponction transpariétale.
La ponction transjugulaire est souvent douloureuse et désagréable.

Ponction lombaire

1. Définition

Prélèvement de liquide céphalorachidien (LCR) dans l'espace sous-arachnoïdien, au niveau de l'espace L4-L5 ou L3-L4, niveau où il n'y a plus de moelle épinière.
Il peut aussi s'agir d'une PL évacuatrice ou d'une PL avec injection médicamenteuse.
Réalisée en urgence en cas de suspicion de méningite.

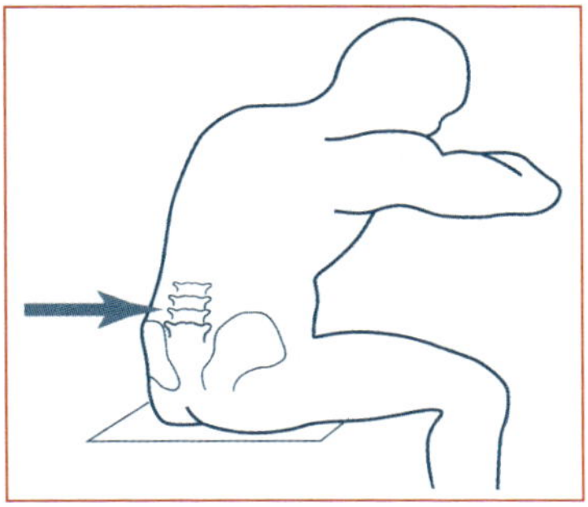

Figure : Site de ponction

2. Contre-indications

On retrouve :
- hypertension artérielle intracrânienne (hydrocéphalie ou processus expansif) ;
- compression médullaire ;
- traitement anticoagulant ;
- infection locale (risque de dissémination).

3. Technique

Pratiquée avec une aiguille à PL avec mandrin (taille en fonction de la corpulence du patient).
Recueillir stérilement dans des tubes secs (une dizaine de gouttes par tube).
Prélèvement sanguin systématique pour glycémie.
Prélèvement envoyé immédiatement au laboratoire (les germes se négativent vite).
L'analyse du LCR comprend :
- examen bactériologique :
- examen cytologique ;
- examen biochimique ;
- électrophorèse des protides (EPP) ;
- virologie ou bactériologie spécifique ;
- recherche de cellules tumorales.

4. Résultats

Aspect normal du LCR : liquide clair, eau de roche.

Normal

Protéinorachie	< 0,40 g/L
Glycorachie	1/2 de la glycémie soit 2,8 à 4,2 mmol/L
Leucocytes	< 5/mm^3
Hématies	0/mm^3

Anormal

Aspect du prélèvement	Indications
Trouble	Infection (nombre élevé de cellules)
Purulent	Méningite purulente
Jaune	Saignement ancien, Hyperprotéinorrachie Hépatite
Hémorragique	Saignement traumatique Hémorragie méningée

5. Syndrome post-PL

Céphalées.
Vertiges.
Vomissements.
Rachialgies.
Surviennent une fois sur quatre et durent de 2 à 3 jours.
Améliorés par un décubitus prolongé, une bonne hydratation et la prescription d'antalgiques.

6. Préparation du matériel

De quoi nettoyer et désinfecter la peau.
Plusieurs aiguilles à PL dont les tailles sont choisies par le médecin.
Matériel stérile : masques, gants stériles, champs, protection.
Tubes stériles (nombre, selon l'ordonnance).
Bons d'examen remplis, étiquettes du patient.
Pansement stérile, le plus plat possible, transparent, pour faciliter la surveillance locale.
Matériel pour prélever la glycémie.
Poubelle et conteneur à aiguilles.

7. Préparation du patient

Proposer, sur prescription médicale, un sédatif léger (1/4 de Lexomil®).
Une demi-heure avant la ponction lombaire :
- déposer le contenu d'un petit tube d'EMLA® sur la colonne vertébrale au niveau d'un plan passant par les épines iliaques ;
- placer un pansement occlusif sur la crème pour la maintenir et favoriser sa pénétration.

Prendre les constantes (pouls, pression artérielle, température).
Installer le matériel pour la ponction lombaire.
Lavage des mains antiseptique.

Installer le patient :
- en position assise : le sujet est au bord du lit, jambes pendantes, pieds calés, si possible un oreiller sur l'abdomen, dos bien rond ; lui demander de creuser l'abdomen ;
- en décubitus latéral : le sujet est en position dite « en chien de fusil ». Cette position est préférable en cas de troubles de la conscience.

Le médecin nettoie et aseptise la peau, met les gants stériles et réalise une deuxième désinfection de la peau.

8. Ponction

Rester face au patient pour le maintenir.
Tendre l'aiguille stérilement au médecin.
Le médecin introduit l'aiguille munie d'un mandrin dans le cul-de-sac dural.
Il enlève le mandrin et l'infirmier(ère) l'aide au besoin à tenir les tubes sous l'aiguille.
Quand tous les tubes sont remplis, le médecin remet le mandrin et enlève l'aiguille, la jette dans le conteneur et maintient une compresse imbibée d'antiseptique sur le point de piqûre.
Le médecin place le pansement stérile.

9. Suivi infirmier

Bien hydrater : pour compenser la perte de liquide et éviter les céphalées.
Surveiller le point de ponction : vérifier la perte de liquide.
Pour éviter le syndrome post-PL :
- rester coucher à plat plusieurs heures (environ 12 heures), les jambes surélevées ;
- bien s'hydrater ;
- prendre les antalgiques prescrits.

10. Analyses

Envoyer, le plus vite possible, les tubes au laboratoire.
Garder toujours un tube au réfrigérateur le cas échéant.
Récupérer les résultats au plus vite.
Appliquer les prescriptions qui en découlent.
S'assurer que le patient est tenu au courant, surtout si les choses ne se passent pas bien.

Test tuberculinique

1. But

Le test tuberculinique généralisé n'a plus de raison d'être : la vaccination par le BCG se fait en 1 seule injection.

Il est toutefois pratiqué dans les situations suivantes :

- avant la primovaccination (sauf chez les nouveau-nés de moins de 4 semaines) pour vérifier que l'enfant n'a pas été infecté par la tuberculose auparavant ;
- dans le cadre d'une enquête autour d'un cas de tuberculose, chez les personnes qui ont été au contact d'une personne atteinte, là encore pour vérifier qu'elles n'ont pas eux-mêmes attrapé la maladie.
- comme aide au diagnostic de la tuberculose et comme test de référence dans le cadre de la surveillance de certaines professions plus exposées.

2. Technique

Produit : tuberculine purifiée.

Injection par voie intradermique stricte de pour intradermoréaction 0,1 mL. À lire après 3 jours. Ne pas conserver le soluté plus de 24 h après sa reconstitution.

Transaminases (ASAT et ALAT)

1. But

Mettent en évidence une cytolyse hépatique ou musculaire.
ALAT : Alanine aminotransférase.
ASAT : Asparto-aminotransférase.

2. Méthode

5 mL de sang dans un tube sec à gel.
À jeun de préférence.

3. Résultats

Normale : inférieurs à 30 U/L.
Transaminases augmentées : cytolyse hépatique :

- hépatite virale ou infectieuse ;
- toxicité médicamenteuse.

Partie 5

CALCULS DE DOSES

Sujet 1

Énoncé

Mme M. présente un syndrome fébrile d'origine pulmonaire. Après avoir réalisé les examens requis, l'infirmière doit assurer les traitements suivants prescrits par le médecin :

- Augmentin® (amoxicilline/acide clavulanique, antibiotique antibactérien, pénicillines) : 1 g 3 fois par 24 heures, en IV à diluer dans 100 mL de soluté physiologique, à passer en 30 min ;
- Ciflox® (ciprofloxacine, antibiotique) : 200 mg 2 fois par jour à passer en 60 minutes (flacon de 200 mg pour 100 mL de sérum physiologique).

Vous disposez :

- de flacons de 1 g/200 mg d'Augmentin® et de solvant : 20 mL d'EPPI ;
- de poches de Ciflox® de 100 mL de solution dosées à 200 mg/100 mL.

Questions

1. Calculez le débit de la perfusion d'Augmentin®.

....

....

2. Calculez le débit de la perfusion de Ciflox®.

....

....

Sujet 2

Énoncé

Le médecin prescrit pour Mme T., atteinte d'un syndrome fébrile d'origine urinaire : Rocéphine® (céftriaxone, céphalosporine de 3e génération, antibiotique) : 2 g dans 100 mL de sérum glucosé isotonique à passer en 30 minutes.
Vous disposez de flacon de poudre de 2 g ; solution à reconstituer dans 40 mL d'EPPI.

Question

Calculez le débit de la perfusion de Rocéphine®.

....

....

Sujet 1

1. Calculez le débit de la perfusion d'Augmentin®.

Débit de la perfusion d'Augmentin® :
- Augmentin® dilué dans 20 mL de solvant puis dans 100 mL de sérum physiologique ; soit 120 mL à passer en 30 minutes.
- Nombre de gouttes à passer (à raison de 20 gouttes par mL) : 20 × 120 = 2 400 gouttes.

D'où le débit en gouttes/min : 2400 ÷ 30 = 80 soit **80 gouttes/minute.**

2. Calculez le débit de la perfusion de Ciflox® .

Les 200 mg de **Ciflox®** sont dilués dans 100 mL de solution, soit une poche à passer en 60 minutes, 2 fois par jour.
Le nombre de gouttes à passer est 20 × 100 = 2 000 d'où le débit 2 000 ÷ 60 = 33,33 gouttes/minute soit **33 gouttes/minute par défaut** à chaque fois.

Sujet 2

Calculez le débit de la perfusion de Rocéphine®.

La Rocéphine® est diluée dans 40 mL d'EPPI puis dans 100 mL de sérum glucosé isotonique.
Le volume total à passer est 100 + 40 = 140 mL soit, en gouttes, 20 × 140 = 2 800 gouttes.
Le temps de passage est 30 minutes d'où le débit : 2 800 ÷ 30 = 93,33 gouttes / minute soit **93 gouttes/minute par défaut.**

Création de la maquette, mise en pages : Christelle Defretin

Achevé d'imprimer en novembre 2010
par La Nouvelle Imprimerie Laballery, 58500 Clamecy
N° d'édition : 10 031 – N° d'impression : 008193
Dépôt légal : novembre 2010

Imprimé en France